COUP–D'ŒIL

SUR

L'HYDROTHÉRAPIE

EN GÉNÉRAL

ET SUR

LES BAINS DE MER

OU HYDROTHÉRAPIE MARITIME.

Par A.-V. BANCOULET,

Ancien professeur de l'Université, ancien aide-botaniste de la Faculté de Médecine de Montpellier, ex-secrétaire-général de la Société de Médecine et de Chirurgie pratiques de la même ville ; membre titulaire des Sociétés Philomathique et d'Histoire naturelle de Bordeaux.

Aquæ frigidæ cultor, mitto me in mare, quo modo psychrolutem decet.

Partisan de l'eau froide, je me jette dans la mer comme il convient à un psychrolyte.

(ÆN. SENEC. Lib. VII. *Epist. ad Lucilium.*)

Aqua marina, et magnâ et variâ quâdam vi pollet; sed imperiti facilè ipsâ perperam uti possunt.

L'eau de mer jouit d'une certaine vertu grande et variée ; mais les gens inexpérimentés peuvent facilement en mésuser.

(R. RUSSEL, *De tabe glandulari, sive de usu aquæ marinæ in morbis glandularum.*)

BORDEAUX

IMPRIMERIE D'ÉMILE CRUGY

Rue et hôtel Saint-Siméon, 16.

1852

COUP–D'ŒIL

SUR

L'HYDROTHÉRAPIE

EN GÉNÉRAL

ET SUR

LES BAINS DE MER

OU HYDROTHÉRAPIE MARITIME.

Par A.-V. RANCOULET,

Ancien professeur de l'Université, ancien aide-botaniste de la Faculté de Médecine de Montpellier, ex-secrétaire-général de la Société de Médecine et de Chirurgie pratiques de la même ville ; membre titulaire des Sociétés Philomathique et d'Histoire naturelle de Bordeaux.

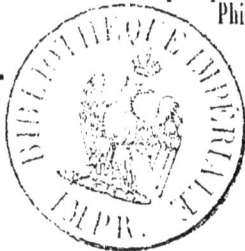

Aquæ frigidæ cultor, mitto me in mare, quo modo psychrolutem decet.

Partisan de l'eau froide, je me jette dans la mer comme il convient à un psychrolyte.

(ÆN. SENEC. Lib. VII. *Epist. ad Lucilium.*)

Aqua marina, et magná et variá quádam vi pollet; sed imperiti facilè ipsá perperam uti possunt.

L'eau de mer jouit d'une certaine vertu grande et variée ; mais les gens inexpérimentés peuvent facilement en mésuser.

(R. RUSSEL, *De tabe glandulari, sive de usu aquæ marinæ in morbis glandularum.*)

BORDEAUX
IMPRIMERIE D'ÉMILE CRUGY
Rue et hôtel Saint-Siméon, 16.

1852

COUP-D'ŒIL

SUR

L'HYDROTHÉRAPIE.

AVANT-PROPOS ET CONSIDÉRATIONS GÉNÉRALES.

Au mois de juillet de l'année passée, nous avions commencé, dans le *Courrier de la Gironde*, l'analyse d'un livre que M. le docteur Pouget, médecin-inspecteur des bains de mer de Royan, venait de faire paraître, et ayant pour objet l'emploi médical des bains de mer. Ce premier article résumait l'impression générale qui était résultée pour nous de cette lecture.

Après avoir indiqué rapidement l'état de la science sur cette question thérapeutique, si importante et si complexe, nous montrions sommairement comment M. le docteur Pouget, qui, depuis longtemps, se trouvait, par ses fonctions, dans les conditions les plus favorables à l'observation pratique, avait envisagé l'action des bains de mer au point de vue physiologique et sous le rapport du traitement des maladies. Nous faisions surtout remarquer l'extension qu'il avait donnée à cette étude, en y rattachant, comme circonstance intégrante de l'hydrothérapie maritime, celle de l'atmosphère, de l'état de condensation de l'air ambiant et des conditions géographiques, géologiques et météorologiques des lieux ; questions un peu trop négligées par ses prédécesseurs. De

là nous tirions la conséquence, bien légitime, que les indications et les contre-indications posées par lui devaient pré-
senter toutes les garanties désirables. En effet, un médecin
qui, comme M. le docteur Pouget, se montre si consciencieux et si dégagé de tout esprit systématique, en préconi-
sant l'efficacité de l'agent thérapeutique qu'il étudie, ne peut
donner des conseils intéressés ou imprudents. Il ne dira pas
indistinctement à tous les sujets : Venez aux bains de mer;
vous y recouvrerez la santé et les forces.

Tenant compte des contre-indications qui sont plus nombreuses qu'on ne peut le croire, il engagera les uns à s'en
abstenir complètement; à d'autres, tels que les vieillards, les
enfants très-jeunes, les sujets très-faibles, très-nerveux, ou
doués d'une idiosyncrasie souvent antipathique aux bains de
mer, il saura faire modifier le mode d'administration des
bains : ceux-ci, en effet, seraient incapables de cette vive
réaction, excentrique et expansive, que provoque consécutivement l'immersion maritime, et qui constitue son efficacité;
ils resteraient sous le coup de la première impression, dépres-
sive et débilitante, si fâcheuse pour eux. Trop susceptibles,
ils verraient leur état névropathique exaspéré par des bains
d'une énergie inopportune.

Si cette sensation d'horripilation que détermine l'immersion naturelle est par trop insupportable à ces baigneurs délicats, il leur permettra de faire chauffer l'eau saline, pour qu'ils
n'aient pas à s'écrier en sortant du bain, comme l'un des per-
sonnages de la comédie de Plaute intitulée *Rudens* : *Ædepol!
Neptune, es balneator frigidus; cum vestimentis, posteaquam
abs te abii, algeo* (1); mais ce sera à la condition de diminuer
chaque jour de plus en plus la température de leur bain, afin
qu'ils s'habituent insensiblement à celle des flots, qui doit surtout retremper leur énergie vitale. S'il le faut même, il leur
conseillera de ne demander, momentanément, à la mer que

(1) « Par le temple de Pollux ! Neptune, tu es un baigneur glacial ; même
après que je me suis éloigné de toi avec mes vêtements, je suis transi. »

son air atmosphérique, si tempéré et si salubre, qui donne, en
grande partie, aux marins cette vigueur qui les distingue. Son
action bienfaisante dans les affections anémiques et asthéniques, dans les maladies chroniques des voies respiratoires,
est depuis longtemps constatée. On sait que les médecins de
toutes les époques, guidés par l'expérience, ont prescrit les
traversées maritimes aux phthisiques, sans se rendre compte
de la cause médicatrice à laquelle il fallait attribuer les bons
résultats obtenus. Il est même souvent arrivé à des malades
envoyés dans une région lointaine d'outre-mer à laquelle on
supposait une influence curative sur cette cruelle affection, de
voir leur état s'améliorer progressivement pendant le voyage
et de rechuter en arrivant. C'est donc le séjour maritime, c'est
le bain atmosphérique, c'est la brise de mer, véritable douche
d'air médicamenteux, qui guérissent, en modifiant profondément l'hœmatose, en reconstituant l'organisme. Or, si de tels
résultats se produisent sur mer dans les conditions hygiéniques
les plus diverses, souvent très-défavorables (1), que ne peut-
on pas espérer si l'on suit un régime convenable, si l'on prend
un exercice varié, proportionné à ses forces, dans une contrée pittoresque par ses sites et ses ombrages; si l'on est en-
vironné de toutes ces distractions de la civilisation et du
luxe qui occupent et reposent l'esprit? Avec de telles précautions, avec de semblables éléments, des malades, qui
semblent si mal disposés pour les bains de mer, peuvent être
insensiblement amenés à en supporter la vive et bienfaisante
impression. Tout cela demande beaucoup de prudence de la

(1) Nous venons de lire (journaux du 26 juin), dans le rapport du com-
mandant de l'*Allier*, vaisseau qui vient de transporter à Cayenne de nombreux forçats, que la santé de ces condamnés, en général chétive et mauvaise au départ, s'était améliorée, durant le voyage, d'une manière éton-
nante. Cet officier attribue ce changement aux bons traitements dont ces
hommes ont été entourés pendant cette traversée, qui dure habituellement
vingt ou vingt-cinq jours. Tout en admettant cette heureuse influence,
surtout sur le moral, nous pensons que l'atmosphère maritime a eu la plus
grande part dans cette transformation.

part du médecin ; de la patience et de l'énergie morale de la part des malades. Mais heureusement le plus grand nombre ne se présente pas dans des circonstances si réfractaires.

Hors de ces cas de faiblesse et de susceptibilité exceptionnelles qu'il ne faut pas confondre avec la couardise que montrent beaucoup de baigneurs et contre laquelle on doit employer des moyens coërcitifs, les indications deviennent précises, et même, on peut le dire, impérieuses. Ainsi, M. le docteur Pouget ne manquera-t-il pas de les ordonner rationellement aux scrofuleux, aux rachitiques, aux personnes atteintes d'affections caractérisées par la faiblesse, l'atonie et l'anémie, ou dépendant de ces causes ; dans les maladies nerveuses asthéniques, aux femmes chlorotiques, et même aux sujets menacés de phthisie, mais ici avec tous les ménagements possibles. A tous ceux-là, il expliquera pourquoi Royan se trouve dans les conditions spéciales les plus salutaires par son élévation, par la direction de l'est à l'ouest des vallons fertiles qui y aboutissent, et permettent à la brise de terre et de mer, modérément humide, de renouveler, de tempérer et de rafraîchir l'air ambiant ; il leur signalera sa plage sablonneuse, l'agitation variée de la mer qui offre le moyen d'approprier l'action médicatrice à ce qu'exige leur état.

Si, déterminée par des conseils bien motivés, par des conditions hygiéniques si entraînantes, la foule des malades accourt sur ces rivages privilégiés, elle se gardera bien de toute initiative personnelle dans l'emploi des bains de mer. Elle aura appris, par la lecture du livre de M. le docteur Pouget, quel danger il y a à appliquer inconsidérément et d'une manière empirique un agent thérapeutique aussi actif. Persuadée de l'importance des précautions à prendre avant, pendant et après le bain, du choix qu'il faut faire de tel ou tel procédé balnéaire en rapport du tempérament, de la constitution, de l'âge, du sexe et de l'affection morbide, et que de là dépendent les bons effets qu'elle en attend, elle sentira le besoin de se confier à la direction expérimentée d'un praticien spécial, qui lui dira le meilleur régime à suivre, le genre de distraction, d'amusement, d'exercice à adopter, afin de faire concourir au rétablissement progressif de la santé toutes les causes qui ont une influence quelconque sur l'économie.

Tel était le sens de notre analyse préliminaire, qui laissait de côté toute appréciation scientifique trop inaccessible au public. Nous avions réservé pour des articles subséquents l'examen médical de l'ouvrage et la discussion que soulevaient certaines questions nouvelles, résolues dans le livre de M. le docteur Pouget au point de vue du sujet qu'il traite ; celles, entre autres, de l'action de l'atmosphère maritime et de l'air comprimé et condensé (1) sur les fonctions respiratoires et assimilatrices, questions dont la solution doit faire préférer, dans certains cas, le séjour des bords de la mer à celui des montagnes, contrairement à ce que l'on croit vulgairement.

Ce serait une circonstance favorable qu'il faudrait ajouter à toutes les autres conditions hygiéniques, non contestées, qui militent en faveur du séjour maritime principalement dans le cas d'anémie, alors qu'il faut imprimer au phénomène assimilateur une impulsion qui manque aux fonctions vitales. Envisager de cette sorte l'influence complexe de la mer et son action reconstitutive ou prophylactique sur tous les organismes prédisposés à la phthisie, est certainement une explication plus rationnelle que celle d'attribuer aux émanations paludéennes une puissance préservatrice, comme on l'a fait dans ces derniers temps.

En exposant ainsi le résultat des recherches de M. le doc-

(1) Cette influence de la pression atmosphérique a été signalée par M. le docteur Pravaz, de Lyon, et appliquée par lui au traitement des maladies anémiques et autres affections chroniques. Au moyen d'un appareil de l'invention de M. le docteur Junod, il détermine, dans le milieu où est placé le malade, une pression atmosphérique plus ou moins grande, suivant l'indication. L'effet de ce traitement pneumatique est d'accélérer le mouvement nutritif. On peut dire ainsi, pour nous servir d'une expression vulgaire, qu'il guérit *en poussant à la consommation*, comme font les bains froids, et surtout les bains de mer.

teur Pouget, nous aurions, ce nous semble, justifié surabon-
damment les éloges que nous suggérait l'impression générale
que nous avions reçue de la lecture de son livre. Une circonstance particulière vint entraver assez longtemps notre vo-
lonté et notre désir pour que la saison des bains s'écoulât
presque avant que nous fussions dans la possibilité de remplir
notre promesse. Quand nous pûmes le faire, tout intérêt d'ac-
tualité et d'utilité était passé, et nous dûmes renoncer , pour
le moment , à soumettre au public compétent les preuves
scientifiques sur lesquelles notre opinion s'appuyait.

Depuis lors , d'autres recherches , des publications récen-
tes , de plus mûres réflexions nous ont plus familiarisé avec
les problèmes compliqués que soulève l'hydrothérapie maritime; bon nombre de nos idées se sont modifiées, complé-
tées ou éclaircies, et nous pouvons marcher plus sûrement
dans un champ qui s'est singulièrement agrandi pour le monde
médical. Quoi qu'il en soit, toutes ces nouvelles données scientifiques, obtenues à l'insu l'une de l'autre, sont venues cor-
roborer le sentiment et les conclusions de M. le docteur Pouget, et confirmer pleinement notre approbation. Depuis lors
aussi, d'autres plumes, d'une autorité incontestée, ont pu
faire connaître ses travaux au public médical; et le jugement
qu'elles en ont porté n'est pas moins explicite que le nôtre.
Nous citerons, entre autres, M. le docteur Ed. Carrière, de
l'*Union médicale*, et M. le docteur Dassier, professeur à l'É-
cole de médecine de Toulouse. Devant de telles adhésions,
données par des médecins d'écoles différentes et étrangers à
ce pays, la crainte que nous avions de voir nos éloges taxés
de partialité ou d'incompétence a dû se dissiper ; car il sera
évident que nous n'avons été conduit ni par un esprit de secte
ou de camaraderie médicale, ni par un intérêt de localité.

Abrité désormais par de pareilles autorités, nous pourrions procéder à l'appréciation que nous avions annoncée, et
compléter ainsi notre travail. Mais, comme l'hydrothérapie
maritime est une branche de l'hydrothérapie générale, et que
celle-ci, abandonnée dans ces dernières années à un empi-

risme ignorant, à l'esprit de système, exagéré de sa nature, et à la spéculation, a pris depuis peu une grande extension et une marche un peu plus scientifique; comme elle constitue déjà ou ne tardera pas à constituer, pourvu que les études hydriatriques restent dans la bonne voie où elles sont entrées, une véritable méthode thérapeutique, ayant des principes précis d'indication et de contre-indication, il nous a paru convenable de consacrer un chapitre à l'histoire de cette médication générale, aux vicissitudes qu'elle a subies et à l'exposition de ses lois fondamentales.

C'est à M. le docteur L. Fleury, professeur-agrégé de la Faculté de médecine de Paris et médecin-directeur de l'établissement hydrothérapique de Bellevue–sous-Meudon, que revient l'honneur de cette transformation de l'hydrothérapie, ou plutôt de son retour aux règles de l'art. Ayant dû à cette médication la guérison d'un asthme qui avait résisté à toutes les autres ressources de la thérapeutique, il fut amené par la reconnaissance et la conviction à faire de cette méthode de traitement l'objet d'une étude attentive et suivie. « En choisissant, dit-il dans l'avant–propos du livre qu'il vient de publier sur cette importante matière, l'hydrothérapie pour sujet de mes investigations, je me suis proposé de transformer une médication puissante, mais empirique, systématique, exclusive, aveugle, entachée d'ignorance ou de charlatanisme, en une médication rationnelle, méthodique, avouée par la science, en rapport avec l'état actuel de nos connaissances physiologiques et pathologiques.» Nous pensons que l'auteur a suffisamment réussi dans son projet, et que le traité pratique et raisonné d'hydrothérapie qu'il donne au public (1852), s'il trahit encore quelque incertitude, pose néanmoins les bases primordiales; le temps et l'observation feront le reste.

Or, après avoir lu cet ouvrage important, nous avons constaté qu'il existait une grande analogie entre les déductions établies par M. le docteur Fleury, d'après sa pratique particulière, et les résultats obtenus par M. le docteur Po -

jet, mais avec cette différence que les succès de celui-ci ont
été plus prompts et plus complets, bien qu'il n'ait pas eu recours à tous les procédés opératoires employés par le premier et que nous ferons connaître. Une telle rencontre dans
les recherches de deux observateurs, agissant chacun dans
sa sphère, prouve que l'un et l'autre se trouvent dans la voie
de la vérité, mais que l'hydrothérapie maritime, outre les
avantages de la médication qui a pour agent l'eau froide, en
offre encore d'autres, ceux qu'elle doit à l'agitation des flots,
plus efficace qu'aucune douche artificielle, aux éléments
constitutifs de l'eau de mer, à l'atmosphère maritime et aux
conditions topographiques, si favorables et si commodes pour
le baigneur, surtout dans certaines localités, telles que
Royan. Toutes les ressources de l'art, toutes les dépenses
d'argent seraient dans l'impuissance de réunir ces derniers
avantages hors des lieux que la nature en a dotés. La
science de la contrefaçon, si habile qu'elle soit de nos
jours, ne saurait aller jusque-là. La suite de ce travail, en
faisant la part des vertus médicinales de chacun des éléments
thérapeutiques mis en action dans le traitement hydropathi-
que et dans celui qui a pour base les bains de mer, établira
ce fait; il établira aussi la supériorité qu'a fréquemment la
médication maritime sur les eaux minérales, soit par la plus
grande efficacité de l'agent immédiat, soit, principalement,
par l'influence active et permanente de l'atmosphère, toujours chargée des mêmes principes, conservant une température uniforme, et bien moins sujette que l'atmosphère des
lieux où sont situées les sources à ces brusques changements
barométriques et hygrométriques qui accompagnent les ora-
ges dans les montagnes.

DE L'HYDROTHÉRAPIE EN GÉNÉRAL.

Le mot hydrothérapie est un terme générique qui signifie ou devrait signifier pour tous les médecins : médication par l'eau, abstraction faite de toute condition de cet agent curatif. A ce genre se rapporteraient les diverses espèces d'hydrothérapie d'après la nature et l'état particulier de ce liquide. Si celui-ci est à la température ordinaire ou au-dessous, c'est-à-dire froid, il constituerait la *psychrothérapie,* mot composé qui exprime cette circonstance ; à une température plus élevée, il serait la base de la *thermothérapie* ou hydrothérapie thermale. De la présence naturelle de principes chimiques autres que ceux qui composent habituellement l'eau, résulterait l'hydrothérapie minérale ou saline, qui pourrait se rapporter à l'une ou l'autre des deux espèces précédentes, et se subdiviser à son tour d'après les éléments qui entrent fortuitement dans la constitution du modificateur. Cette méthode de nomenclature et de classification hydriatriques serait, ce nous semble, assez convenable; elle épargnerait des indécisions au lecteur. L'usage et l'habitude en ont disposé autrement. Ainsi, on n'emploie guère dans les traités spéciaux que les termes génériques hydrothérapie, hydriatrie, hydrothérapeutique, hydropathie, dont le sens n'est pas bien défini. Certains auteurs leur donnent, en effet, l'acception la plus large, tandis que d'autres, en plus grand nombre, la restreignent diversement, d'après le point de vue auquel ils sont placés; de sorte qu'en réalité, ces dénomina-

tions sont vagues et ne laissent dans l'esprit qu'une idée in-
certaine.

Cependant, l'expression psychrothérapie, d'une construction régulière, est d'une date déjà ancienne dans la science,
puisqu'on la trouve dans Galien et même chez des auteurs
étrangers à la médecine, tels que Senèque : le passage de
celui-ci que nous avons pris pour épigraphe de notre travail,
prouve cette antiquité. C'est que les anciens comprenaient
mieux que nous qu'il importe, avant tout, de bien s'entendre, et, pour cela, de créer des mots d'une signification aussi
exacte que possible pour désigner les objets que l'on a étudiés
et dont on veut propager la connaissance. Leur nomenclature, à cet égard, était si variée, qu'outre les mots ci-dessus
mentionnés, ils en avaient pour indiquer particulièrement les
partisans du bain froid : c'était les *psychrolytes;* d'autres pour
les amateurs des boissons froides : c'était les *psychropotes;*
d'autres pour ceux qui employaient les deux modes de traitement : c'était les *psychropantes,* etc. Sans imiter cette
prodigalité, on pourrait aujourd'hui être moins sobre et reprendre les termes spécifiques de psychrothérapie et thermothérapie.

Comme il nous arrivera de le faire dans la suite, non pas
toutefois d'une manière exclusive, nous avons cru devoir en
signaler l'origine pour qu'on ne nous suppose pas de prétentions au néologisme médical. On n'accorde ce privilége, susceptible de devenir un travers, qu'aux chefs de la science,
quoiqu'ils ne sachent pas tous, comme M. Lordat, notre illustre maître, produire des idées neuves pour leurs mots nouveaux, quoiqu'ils se fassent parfois les parrains des enfants
des autres, et même d'enfants plus vieux qu'eux.

Quant aux termes hybrides et mal composés d'hydrosudo-
pathie, hydrosudothérapie, employés par quelques médecins et écrivains hydropathes, ils désignent une médication
mixte dans laquelle on fait intervenir le calorique pour pro-
voquer des sueurs plus ou moins abondantes. C'est la méthode systématisée de nos jours par le fameux Priesnitz.

Comme l'hydrothérapie n'a pas toujours recours à cet agent
sudorifique, ces mots ne sauraient faire partie d'une nomenclature régulière. Ils doivent donc, méthodiquement, rester
dans le langage scientifique, au seul titre d'indiquer le traitement particulier mis en usage par les médecins qui suivent
les errements de Priesnitz. Cependant M. Fleury, qui combine souvent l'action de ces deux moyens dans sa pratique,
les considère comme synonymes, et préférerait même appeler
hydrosudothérapie l'ensemble de la méthode hydrothérapique. De quelque poids que soit le sentiment de ce médecin
distingué, nous ferons néanmoins observer que, par cela seul
qu'il n'existe pas une corrélation nécessaire entre les modes
fonctionnels de ces modificateurs, comme le fait ressortir la
lecture même de l'ouvrage de M. Fleury, qui établit très-bien
leur distinction et ne les associe que dans le cas où il veut
produire un effet dépuratif ou révulsif, il est logique de ne
pas les confondre sous une même dénomination. Pour justi-
fier un pareil titre, il eut dû ne s'occuper principalement que
de la médication révulsive et sudorifique, ce qu'il n'a pas fait,
avec juste raison.

Après ces explications qu'il nous a semblé utile de donner
pour prendre nos précautions contre l'incertitude de la ter-
minologie hydriatrique, nous en venons à l'histoire de cette
médication. Nous le ferons avec des développements suffi-
sants, afin que nos lecteurs puissent apprécier, avec connaissance de cause, la provenance des principes hydrothérapiques, et juger, par eux-mêmes, de l'authenticité et de la
légitimité des découvertes prétendues modernes. Qu'ils soient
persuadés que nous procéderons en cela avec la bonne foi
la plus entière et sans la moindre intention de dénigre-
ment.

L'hydrothérapie, en effet, passe dans le public, et même
parmi bon nombre de médecins à qui l'histoire de leur art
n'est pas très-connue, ou qui se trouvent au point de vue
d'une partialité systématique, comme une méthode d'origine
récente, due au génie du *vétérinaire silésien Priesnitz.* « Le

merveilleux de l'hydrothérapie, écrivait naguère dans la
Presse (4 juin 1852) un des adeptes de l'empirique de Grœffenberg, c'est qu'elle a pris naissance dans la chaumière d'un
paysan ; c'est qu'elle est sortie *tout entière* du cerveau d'un
homme étranger aux notions les plus élémentaires de toute
science. » Voilà, certes, une assertion bien catégorique, et
qui rejette toute idée de tradition et d'imitation. Toutefois,
nous prions M. le docteur Lubanski, directeur de l'établissement hydrothérapique de Longchêne, de nous excuser si nous
en appelons de son affirmation absolue à l'histoire impar-
tiale, ce juge suprême de toutes les prétentions. Même en
procédant *a priori*, on répugne à admettre une pareille pa-
ternité pour l'hydrothérapie et que celle-ci soit notre con-
temporaine. Le plus simple bon sens suffit, quand il n'est pas
neutralisé par l'esprit de système, pour faire préjuger que
cette méthode thérapeutique compte de plus nombreux *quar-
tiers*, et que l'application de l'eau froide au traitement des
maladies était trop naturelle, surtout chez des peuples qui
faisaient un si grand usage des bains, pour avoir échappé à
l'observation, nous ne dirons pas de tant d'immortels génies
dont s'honore la médecine, mais des plus vulgaires praticiens des siècles passés.

Or, ce que le jugement présume, l'histoire l'établit d'une
manière irréfragable : *Scripta manent.* Cette conviction, que
nous voulons faire passer dans l'esprit de nos lecteurs, nous
l'avons puisée à une source respectable, dans le résumé si
intéressant où M. le professeur L. Boyer a consigné le résultat des investigations auxquelles il s'est livré à ce sujet.
Par sa verve, spirituelle et mordante ; par son style, plein
d'un atticisme français, son opuscule (1) a tout l'attrait d'un
pamphlet de Paul-Louis Courier ou de Timon. Il réunit à
ces brillantes qualités la plus haute raison et une érudition

___

(1) *Recherches historiques et critiques sur l'hydrothérapie chez les
anciens et les modernes*, par A. L. Boyer, professeur de physiologie à
la Faculté de médecine de Strasbourg. Strasbourg, 1843.

profonde. Tant pis pour les hydropathes exagérés de s'être
attiré cette incisive et savante critique. Ils n'auraient pas dû
se fourvoyer hors des sentiers de la raison. Quand les brebis
s'égarent, il est bon qu'il y ait un gardien vigilant qui les ra-
mène, même sans leur épargner les morsures. Nous ne pouvons mieux faire, pour établir le jugement de ceux à qui
nous nous adressons, que de condenser ici l'historique pu-
blié par le professeur de Montpellier. En passant par sa bouche, les annales du passé en acquerront plus de créance.
Pourquoi n'est-il pas en notre pouvoir d'extraire et de résumer en même temps tout l'esprit que cet écrit renferme ! Un
jour, peut-être, si nos loisirs nous le permettent, essaie-
rons-nous de mieux faire, et nous appliquerons-nous à ana-
lyser pour nos lecteurs cette notice trop peu connue, et que
M. le docteur Fleury a eu le tort de ne pas mentionner dans
son livre, quoiqu'il nous paraisse n'en avoir pas ignoré l'existence. Bien que cette brochure date déjà de 1843, ce qui est
très-ancien pour notre époque où tout vieillit si vite, où l'on
oublie si facilement, sa reproduction par l'analyse ne sera
pas sans quelque opportunité. Ne sommes-nous pas toujours
sujets à l'exagération, exposés en médecine, comme en litté-
rature, comme en tout, à mainte usurpation de titres? Il
est donc utile d'avoir à sa disposition un préservatif efficace,
surtout quand ce préservatif n'est pas mauvais à prendre. Il
serait à désirer que M. le professeur Boyer se chargeât de
cette tâche, en réalisant la promesse qu'il a faite, il y a neuf
ans, de publier un traité général d'hydrothérapie hippocra-
tique. Nous nous permettons de le lui rappeler. Bornons-
nous, pour le moment, à notre rôle de rédacteur.

Il résulte des recherches de M. Boyer que non seulement
il y eut, à toutes les époques, une méthode hydrothérapique,
mais encore une hydrothérapie rationnelle, inaugurée et
employée par des médecins judicieux, et une autre, dégéné-
rescence de la première, pratique empirique et aveugle, appliquée à tous et pour tout par des ignorants, des systématiques ou des spéculateurs. L'hydrothérapie mérite donc bien

la formule consacrée d'avoir une origine qui se perd dans la nuit des temps.

Parmi ses initiateurs, citons d'abord Hippocrate (460 avant J.-C.), le plus grand de tous. Personne, d'après M. Boyer, n'a posé mieux que lui les indications et les contre-indications hydrothérapiques fondamentales. M. Fleury, au contraire, en mentionnant l'emploi qu'Hippocrate faisait de l'eau froide en boisson dans le traitement des fièvres, affirme expressément que ses écrits ne renferment rien qui soit de nature à occuper une place dans l'histoire de l'hydrothéra-pie. Ces deux assertions, qui sont diamétralement opposées et ne sauraient être simultanément vraies, nous laisseraient dans une embarrassante alternative, puisque nous n'avons pas eu le loisir de vérifier par nous-même ce point liti-gieux. Certainement, Hippocrate n'était pas ce qu'on appelle un hydropathe, c'est-à-dire, un médecin faisant de l'eau, froide ou chaude, la base de toute sa thérapeutique; mais en nous fondant sur les considérations que nous avons énon-cées plus haut, sur les souvenirs incertains, il est vrai, que la lecture des œuvres d'Hippocrate nous a laissés de ce sujet; en remarquant qu'à une époque assez rapprochée du qua-trième siècle, on voit déjà apparaître une méthode hydrothé-rapique généralisée dans le traitement d'un certain ordre d'af-fections aiguës et d'états morbides à caractère pyrétique, nous en inférons qu'Hippocrate a dû consigner dans ses traités, avec cette concision de style qui le distingue, les règles principales de la médication hydriatrique. Nous nous rangeons donc à l'opinion de M. Boyer, bien que nous regrettions qu'elle ne soit pas accompagnée de citations suffisantes.

Tous les médecins de l'antiquité qui ont écrit et dont le nom est honoré, n'ont fait qu'appliquer et développer les pré-ceptes du fondateur de la médecine rationnelle, en les accom-modant toutefois aux opinions médicales qu'ils professaient. D'autres, obscurs ou peu estimés, soit par entraînement sys-tématique, soit par le désir de se créer une réputation, fût-elle de mauvais aloi, s'écartèrent bientôt, plus ou moins, de la voie tracée par Hippocrate, et tombèrent dans toutes sortes d'excès. Ainsi, un ou deux siècles après Hippocrate, on cite déjà Pétron, qui fut un hydrosudothérapiste systématique (1).

Asclépiade, qui exerçait la médecine à Rome dans le premier siècle avant notre ère, fit un plus fréquent usage de l'eau froide que les hippocratistes; mais il le fit avec opportunité et en obtint de nombreux succès. Cette méthode fut une réaction salutaire contre l'espèce de thermothérapie que l'on pratiquait avant lui, comme on le voit dans ce passage de Pline : *Asclepiadem adjuvere multa in antiquorum curá nimis anxia et rudia, ut obruendi ægros veste, sudoresque omni modo ciendi : nunc corpora ad ignes torrendi, solesve assiduo quærendi,* etc. : « Ce qui aida beaucoup Asclépiade, c'est qu'il existait, dans la manière de traiter des anciens, des moyens trop rudes et trop pénibles, comme de surcharger les malades, d'exciter leurs sueurs par toutes sortes d'agents, de torréfier incessamment leurs corps à l'action rayonnante du feu ou du soleil, etc. »

Antonius Musa, l'un de ses disciples, suivit la méthode, mais il n'imita pas la prudente réserve de son maître. Médecin d'Auguste, qu'il guérit, d'après Suétone, d'engorgements hépatiques contre lesquels la thermothérapie avait échoué (2), il exagéra la psychrothérapie en l'appliquant à toutes les ma-

---

(1) *Fuit Petro quidam, qui febricitantem hominem ubi acceperat, multis vestimentis operiebat, ut simul calorem ingentem sitimque excitaret : deinde ubi paulatim remitti cœperat febris, aquam frigidam potui dabat.*

Il y eut un certain Pétron qui, ayant à traiter un fébricitant, le recouvrait de nombreuses couvertures, afin d'exciter une grande chaleur et la soif. Ensuite, dès que la rémission de la fièvre s'était peu à peu opérée, il lui faisait boire de l'eau froide. (CELS. III. 9.)

(2) *Quia calida fomenta non proderant, frigidis curári coactus, auctore Antonio Musa.*

Les fomentations chaudes ayant été inefficaces, il fut obligé de recourir aux froides que lui conseillait Antonius Musa. (SUÉTON, de Augusto 81.)

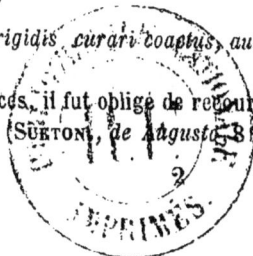

ladies. Il acquit ainsi la plus haute renommée, obtint les plus grands honneurs, et a été jugé digne par le père Plumier, botaniste distingué de la fin du dix–septième siècle, de recevoir la dédicace du genre *bananier*, un des plus beaux du règne végétal. Dans le monde médical, la postérité a été plus sévère à son égard, et l'a relégué dans la foule ignorée.

Celse, son contemporain, n'est ni un psychropante, ni un thermophile ; il préconise l'eau dans le traitement des maladies, mais il en varie l'emploi d'après les indications qu'il établit avec justesse. Il l'administre à l'intérieur ou à l'extérieur, tantôt chaude, tantôt froide, isolant ou combinant ces modes d'administration. Enfin, il fut fidèle aux traditions hippocratiques.

De cette époque au règne de Néron, la psychrothérapie subit une crise de décadence et de discrédit, suite naturelle de ses excès, et qui profita à l'hydrothérapie thermale. Elle se releva dans la personne du Marseillais Marcus Charmis, qui, par ses déclamations entraînant tout le monde, fit abandonner la thermothérapie dont on avait pareillement abusé (1). Pline dit de lui qu'il plongeait en plein hiver, *kalendis Januariis* (Senèque), ses malades dans l'eau des lacs, *mersit ægros in lacus*. Il ajoute, à ce sujet, une réflexion fort juste qui ne serait pas déplacée de nos jours : *Nec dubium est*, dit-il, *omnes istos, famam novitate aliquâ aucupantes, animas statim nostras negotiari :* « Il est évident que ces gens-là, après s'être emparés captieusement de la renommée par quelque nouveauté, trafiquent aussitôt de nos existences. » Les désastres nombreux qui durent accompagner de pareils traitements suscitèrent à la longue une nouvelle réaction et le besoin de recourir à des doctrines plus saines.

Galien (**131** ap. J. C.), Cælius Aurelianus (3ᵉ S.) et Arétée contribuèrent puissamment, par leurs écrits, à ramener la

***

(1) *Plerique in gloriâ ducunt, plurimis horis perpeti calorem earum.*
La plupart font gloire de supporter durant plusieurs heures la chaleur de ces eaux. (PLIN. *Hist. nat.*, lib. XXXI.)

science dans les limites de la raison et de la vérité. Galien, dans son traité d'hygiène, dans ses commentaires d'Hippocrate, dans ses livres sur la thérapeutique ; sur les symptômes, les causes et le siége des maladies, etc., énumère les indications et contre-indications de la psychrothérapie, en insistant sur celles-ci, qui, pour lui, sont très-nombreuses. Cælius Aurelianus avait souvent recours aux affusions et douches générales ou locales d'eau froide, *aquarum supercadentium illisionibus* (I, 4 ; II, 3 ; IV, 7).

Les médecins du moyen-âge ne s'écartèrent pas trop des préceptes d'Hippocrate et de ses imitateurs. Quoique les uns se montrassent plus partisans de l'eau froide (Alexandre de Tralles et Paul d'Egine) , les autres de l'eau chaude (Aetius), ils ne furent pas exclusifs dans l'emploi de cet agent. La psychrothérapie était invoquée par eux pour tonifier les sujets faibles, pour combattre des états pyrétiques, les affections bilieuses du tube digestif , l'aménorrhée , certains catarrhes, etc. Les Arabistes, et principalement Avicenne et Rhazès, y eurent recours dans la variole , soit pour la prévenir , soit pour en régulariser la marche ou neutraliser les divers accidents; dans les fièvres éruptives, dans les phologoses du cœur, et même dans les maladies pestilentielles. Les uns et les autres combinaient entre elles toutes les médications hydriatriques, et celles-ci avec la sudation ; ils administraient l'eau en affusions, en douches, en frictions, fomentations , lotions, gargarismes, collyres, injections , enfin par presque tous les procédés usités de nos jours. On peut juger, d'après la multiplicité de ces moyens , jusqu'à quel point les médecins du moyen-âge avaient porté leurs recherches hydriatriques, et combien il serait injuste de leur dénier leur part de priorité. Après eux, certainement, leurs pratiques furent exagérées, faussées, dénaturées jusqu'à l'absurde , dans un temps où florissaient les sciences occultes et la plus stupide superstition. Ces erreurs ont été confondues dans l'ignorance générale, et l'histoire les signale à peine.

Dans les siècles suivants, quand la société sortit de cette

longue crise de démence qui ne lui avait laissé que bien peu
de moments lucides, et avait failli anéantir en elle toute con-
science et toute mémoire, elle s'efforça de rappeler ses souvenirs confus et de renouer la chaîne des traditions. Les médecins fouillèrent le passé avec ardeur et en exhumèrent peu
à peu ce qui restait des travaux de leurs devanciers. De ces
découvertes successives et de leurs propres recherches naquit
l'hydrothérapie des Savonarola, des Montagnana, des Bras-
savole, des Cornaro, et qui vint se refléter dans les traités spéciaux de l'Italien A. Baccius. L'eau, à diverses températures, fut par eux reconnue susceptible d'agir, suivant
les cas, comme délayante, rafraîchissante, tonique, astringente, stupéfiante, vomitive, purgative, diurétique, sudorifique, perturbatrice. Elle leur valut du succès dans les inflammations, les hémorragies, actives et passives; dans les
flux atoniques, les névroses asthéniques des différents cen-
tres nerveux, et dans les fièvres intermittentes, etc. L. Mer-
catus, Vallesius, Pisanelli, A. Lusitanus, et surtout l'Espa-
gnol Monardès, remirent en lumière la psychrothérapie
systématique, et eurent une tendance à en exagérer l'efficacité. Comme toujours, ils furent bientôt dépassés, et, la mode
aidant, on vit se reproduire dans le grand monde, et de là
dans toutes les classes de la société, la manie des psychropantes romains. Nouvelle réaction, nouveau triomphe de la
thermothérapie, et enfin nouveau retour à la pratique rationnelle.

Le seizième et le dix-septième siècle furent marqués
par les mêmes vicissitudes. La psychrothérapie régna en Es-
pagne. Elle fut en grand honneur en Italie, malgré les ensei-
gnements de Ramazzini et de l'immortel Baglivi; en Allemagne et en Hollande elle eut moins de vogue. Quant à la
France, où vivaient de grands esprits, tels que Fernel, Bail-
lou, Joubert, Rondelet, Rivière, elle sut se garantir de ce dé-
bordement. F. Bacon, Sydenham, Morton en préservèrent
aussi l'Angleterre. A cette date se rapportent de nombreuses
monographies psychrothérapiques, quelques-unes assez re-

commandables, la plupart entachées d'exagération et d'observations controuvées. Parmi ces écrivains de différents pays, nous mentionnerons : J. Mercurius, Berti, Peccana, Ximenes, Figueroa, Van der Heyden, Bartholin. Les titres de leurs ouvrages indiquent leur tendance ; presque tous annoncent l'excellence de l'eau froide ou de la neige, prise surtout à l'intérieur. Aussi, la neige était-elle si recherchée, qu'à Malte, au printemps, elle coûtait plus que le meilleur vin, quoique Syracuse, d'où on l'apportait, ne soit pas bien loin. Van der Heyden et Bartholin, médecins dignes d'estime, seront utiles à consulter. En conseillant l'usage interne et externe de l'eau froide dans le rhumatisme, la sciatique, la goutte, liés à un état bilieux ; en proclamant son efficacité contre les inflammations commençantes, la suppuration, les paralysies, la cachexie lithiasique, etc., etc., ils ne manquent pas d'indiquer les dangers de la psychrothérapie illimitée, les précautions qui doivent accompagner son emploi, les circonstances fréquentes qui la contre-indiquent.

Ces dangers, aboutissant si souvent à des revers, et les persévérantes recommandations des autorités médicales déconsidérèrent pour un temps l'empirisme des ultra-psychrothérapistes. Mais, dès le commencement du dix-huitième siècle, nous le voyons reprendre tout son empire et une extension plus grande encore, éclipsant presque partout l'hydrothérapie rationnelle.

Dans la période du dix-huitième siècle, les données hydriatriques se multiplient tellement, que M. Boyer a senti le besoin de les classer. Il distingue : 1° une psychrothérapie italienne, ayant son point de départ à Naples, et se subdivisant en empirique et médicale ; 2° une psychrothérapie anglaise, moins excessive que la première ; 3° une psychrothérapie allemande, ayant son principal foyer d'exagération en Silésie, patrie de Priesnitz, et dont celui-ci a fait revivre de nos jours les traditions et les abus ; 4° une psychrothérapie française, qui n'eut qu'une existence précaire et de courte durée.

Importée à Naples par deux moines espagnols qui faisaient une propagande psychrothérapiste religieuse, fondée sur ce passage de la Bible : *Spiritus domini ferebatur super aquas*, la psychrothérapie empirique fut accueillie et vulgarisée par Magliano, médecin sans mérite, mais entreprenant, qui fut depuis surnommé *il medico dell' acqua fresca*. De là elle s'étendit à toute l'Italie, en concurrence, çà et là, avec une thermothérapie empirique comme elle. Parmi les médecins systématiques et les médicastres charlatans qui en firent une méthode de traitement absolue et universelle, on cite J. Todaro, de Parme ; Crescenzo, de Naples, et le moine sicilien Bernard de Castrogianna. Le titre du livre où Todaro consigna ses croyances et pratiques médicales suffit à les faire connaître et juger ; le voici : *Aquæ frigidæ vindicatio, seu aquæ frigidæ vires ad omnes morbos æquâ lance relibratæ :* «Réhabilitation de l'eau froide, ou exacte appréciation de son efficacité dans toutes les maladies. » Un de ses partisans avait adopté, d'après lui, dans les fièvres ardentes, un traitement qui mérite d'être cité pour son extravagance : il faisait coucher le fébricitant complètement nu dans un drap double suspendu par les quatre coins, le couvrait de neige jusqu'à la bouche, lui donnait fréquemment à boire de l'eau à la glace, et le balançait ainsi jusqu'à ce que la neige fût fondue (1).

Crescenzo (*Nuova medicina dell' acqua*, Naples, 1727), après avoir exposé les divers modes d'action de l'eau à toutes les températures supportables, ses indications et contre-indications, les procédés opératoires qu'il employait ; après avoir surtout exactement fixé les doses qu'il fallait administrer, suivant le degré de chaleur du liquide, proclame la prééminence de l'eau froide. Aussi s'en servait-il de préférence dans une foule de maladies. Il ajoute naïvement que, pour bien la pratiquer (sa méthode), il vaut mieux ne pas être médecin. Priesnitz en disait autant.

Castrogianna fut un empirique très-célèbre de son temps.

---

(1) Fleury, *Traité d'hydrothérapie,* p. 40.

Il affectait d'attacher une grande importance à la qualité, à la température et à la dose du liquide, soit ingéré, soit administré extérieurement de diverses manières. Aucune maladie ne résistait à sa méthode de traitement ; par elle, s'il faut en croire un de ses admirateurs enthousiastes, il opéra des cures vraiment miraculeuses. L'un deux, chaud partisan de l'eau froide, après avoir énuméré la longue série des maladies efficacement combattues par les procédés du père capucin, série qui embrasse, à vrai dire, tout le répertoire nosologique, ajoute : « Je n'écris rien que *de visu et auditu*. S'il faut croire par les sens, nous voyons et nous palpons des morts revenus en vie. Par ce moyen, il guérit la variole la plus grave sans qu'elle laisse de trace. Si les dames françaises possédaient ce médecin, elles le canoniseraient. » C'est bien là le langage exagéré des dupes, qui diraient volontiers : *Credo quia absurdum.* Qui parle aujourd'hui de Castrogianna ? Qui le connaît ? A coup sûr, Priesnitz, qui vit, comme Castrogianna, des grands et des princes soumis à son despotisme de médicastre, ne se doutait seulement pas qu'il eût existé.

Rosetti, Serdana, Cirillo, Lanzani furent en Italie les soutiens de la psychrothérapie médicale, qui ne fut pas toujours exempte de tendances systématiques. Ils dénièrent formellement à l'eau le titre de remède universel. Ils reconnurent que les applications froides, même générales, unies aux boissons du même genre, n'empêchent pas les sujets, tout à fait refroidis à l'extérieur, de se réchauffer ; que, sous ces influences, on voit souvent la chaleur et la vie renaître dans des parties mourantes et glacées, les sueurs se joindre aux autres évacuations avec une si grande abondance, que souvent le corps des malades en ruisselle. Lanzani (*Methodo servirsi dell' acqua fredda*, Naples, 1717) insiste sur l'action sédative, dépurative et reconstitutive de ce traitement. Il veut néanmoins qu'on associe à l'administration de l'eau froide les autres médicaments dont la thérapeutique a constaté l'efficacité dans les diverses affections. On voit donc que ces mé-

decins, s'ils emploient largement et systématiquement l'eau,
ne sont pas exclusifs, comme la plupart des hydropathes de
nos jours. Leur modération, et surtout les savantes critiques
de l'illustre Vallisnieri (*Dell' uso e dell' abuso della bevande et
bagnature calde o fredde*, 1725), neutralisèrent, en partie du
moins, les abus de la psychrothérapie et de la thermothérapie. Le spectacle de cette lutte (1) entre ces deux méthodes
empiriques inspire à Vallisnieri la réflexion suivante :
« Plus je vieillis, plus je suis porté à croire que l'art médical ressemble à celui des devins ; car je vois des méthodes ri-
vales, et souvent opposées, s'enorgueillir de nombreux succès
obtenus dans les mêmes maladies. » Avis aux homœopathes,
aux hydrosudothérapistes, aux magnétiseurs, etc.

La psychrothérapie anglaise trouva dans Floyer un pro-
moteur ardent, opiniâtre et intelligent. Entre les mains de ce
savant médecin, la psychrothérapie revêtit un caractère
scientifique, quoique systématique. Cependant, M. Fleury,
dans la partie historique de son traité, partie qui nous paraît incomplète et trop sommaire, se contente de le citer
comme le premier qui ait écrit spécialement sur l'hydrothérapie. Cet auteur mérite une mention particulière. Reconnaissant la suprême autorité d'Hippocrate, qu'il cite souvent
dans ses écrits, il s'efforce d'établir et de prouver la confor-
mité de ses doctrines hydropathiques avec celles du médecin
de Cos. Il ne se targue donc pas d'initiative, comme le prouve
le titre, *Ancient psychrolusia revised*, de l'un de ses traités.
Il étudie avec soin la double action de l'eau froide, administrée intérieurement et extérieurement, par immersion ou
affusion variée, de longue ou de courte durée. Voici sur le
résultat de ces recherches un passage bien significatif :

« L'eau froide est d'abord rafraîchissante, calmante, sédative ; elle resserre les tissus et peut déterminer des vomissements et des selles ; mais, si on laisse s'établir la réaction,

---

(1) L'eau froide, écrivait un plaisant de l'époque, met toute l'Italie en
feu.

elle augmente les contractions du cœur, accélère la circulation, élève la température, active toutes les fonctions : la
peau rougit, s'échauffe, se couvre de sueur ; toutes les sé-
crétions deviennent plus abondantes. L'eau froide, par simple immersion ou par affusion, est donc surtout sudorifique,
tonique, résolutive. Elle augmente la puissance musculaire,
fortifie et régularise l'action nerveuse, excite partout un travail d'élaboration qui modifie les principes morbifiques, et
leur permet de s'échapper avec les diverses excrétions, qui se
trouvent augmentées. En donnant du ton à la peau et aux
divers organes, elle les rend moins sensibles aux influences
extérieures; elle empêche ainsi le développement de beaucoup de maladies qui dépendant d'absorptions morbides, de
variations atmosphériques. »

Floyer, partant de ces données, établit, d'après ses opinions pathogéniques, le cadre nosologique, très-étendu, des
maladies susceptibles d'être neutralisées par la psychrothérapie. Il préconise, pour un grand nombre d'elles, l'immersion brusque après la sudation qu'il provoque par enveloppement dans des linges secs ou mouillés, par le séjour du malade dans un milieu chauffé et chargé plus ou moins de vapeurs d'eau, par la gymnastique ou l'exercice. Parmi les
nombreuses guérisons que Floyer prétend avoir opérées, se
distingue celle d'un homme, véritable squelette, devenu gros
et gras par le traitement psychrothérapique. Haller ne se
montra pas très-satisfait des traités de Floyer ; il combattit
ses doctrines systématiques, et contesta de si grands résultats. *In psychrolasiâ Floyer*, dit–il (in Bibl. IV. 12), *ne
requieras animi moderationem quæ laudes frigidæ (aquæ)
intrà limites contineat:* «Ne cherchez pas dans la psychrothérapie de Floyer une modération d'esprit qui sache mettre
certaines bornes aux éloges de l'eau froide.» Il est vrai de
dire que trente ans d'expérience mitigèrent beaucoup l'ab-
solutisme du psychrophile de Lichtfield.

Elliotson, Browne, Baynard, Smith et Hancocke marchè-
rent sur les traces de Floyer. Le premier, non cité par

M. Fleury, vante les vertus curatives de l'eau froide dans le rachitisme. «On plonge, dit-il, les enfants tout entiers dans l'eau
froide de la source. Dès que les bonnets de nuit et les che-
mises sont suffisamment mouillés, on retire les malades; on
les enveloppe tout à fait, par-dessus les vêtements ainsi trem-
pés, de couvertures bien chaudes ; puis, on les met au lit.
Bientôt survient une sueur très-considérable. C'est ainsi
qu'ils passent la nuit jusqu'au matin; de temps en temps, on
éloigne les couvertures pour rafraîchir les patients. Le len-
demain, on recommence.»(Boyer, *l. c.*, **31**). Browne constata
l'efficacité du bain froid comme moyen prophylactique et
curatif des scrofules et tumeurs blanches. Hancocke reconnaît à l'eau froide une grande puissance sudorifique; il l'appelle *febrifugum magnum*, et l'administre en conséquence. A
ces noms d'auteurs systématiques viennent se joindre ceux
plus respectés de Cheyne, Füller, Whytt, Mead et Huxham.
Mais ces médecins célèbres ne firent qu'un usage très-se-
condaire de l'eau froide dans les maladies: l'hystérie et l'hy-
pochondrie étaient de ce nombre.

Le prosélytisme hydrothérapiste se traduisit en Écosse
par la fondation d'une foule d'établissements hydriatriques
autour des sources froides si fréquentes dans ces montagnes ;
les bords de la Tamise, à Londres, se couvrirent de construc-
tions pareilles. Le pays fut inondé de prospectus, de statisti-
ques triomphantes , de réclames de toutes sortes. Enfin , le
phénomène de l'exagération et de la vogue se produisit là
comme en Italie, à la même époque, comme elle se produit
partout et toujours, n'offrant de différence que celle de la
couleur locale: *Sicut erat in principio, sicut et nunc.* Puis,
quand l'attrait de la nouveauté n'exista plus , l'objet de la
prédilection générale fut délaissé , et l'on obéit à un autre
entraînement. Mais la véritable science, qui ne s'est pas laissé
emporter par l'exagération, recueille les faits nouveaux éclos
de toutes parts au milieu de cette effervescence ; elle les vé-
rifie et classe dans ses annales ceux dont elle a constaté l'authenticité et l'importance.

Beaucoup d'hydropathes considèrent F. Hoffmann comme l'initiateur de la psychrothérapie allemande. Il est vrai que nous avons de lui deux traités favorables à l'emploi médical de l'eau, *De aquâ universali medicinâ* (**1712**), *De aquæ frigidæ potu salutari;* mais il en a fait un autre intitulé : *De aquæ frigidæ nocentissimo potu.* Il a dit que, si l'on trouve une substance qui méritât le nom de remède universel, ce serait certainement l'eau ; mais il ajoute : l'eau à diverses températures. Il n'est donc pas un psychrophile exclusif. D'ailleurs, F. Hoffmann avait l'habitude de faire des dissertations sur les différents sujets de la thérapeutique. Il y appréciait, sans excès, les propriétés des médicaments, et en signalait les contre-indications. C'est ce qu'il fit pour l'eau froide et pour l'eau chaude ; c'est ce qu'il fit pour le vin, qu'il fait dériver de divin, à cause des grandes vertus médicinales qu'il lui reconnut. En réalité, Hoffmann est éclectique et n'a de prédilection passionnée pour aucune panacée. Après avoir relaté les données hydriatriques antérieures, il insiste sur la réaction qui suit le bain froid, espèce de fièvre artificielle, avantageuse dans le traitement des maladies chroniques ; il parle de l'action excitante, sudorifique et dépurative de l'immersion brusque, souvent répétée. Mais, fidèle à sa maxime thérapeutique : N'abusez de rien, il donne cette recommandation : « Depuis la publication de quelques ouvrages sur les bons effets de l'eau froide, des hommes peu expérimentés l'ont employée empiriquement dans toutes les maladies ; il faut se prémunir contre cette pratique, qui a souvent amené des accidents funestes. » Aussi ne manque-t-il pas de mettre les contre-indications à côté des indications.

Les véritables psychropantes, les psychrosudopathes empiriques, absolus, complets, nous l'avons dit, se produisirent en Silésie, qui devait être, un demi-siècle après eux, le théâtre des exploits de Priesnitz. Ce messie de l'hydrothérapie eut donc des précurseurs qui furent presque ses contemporains, circonstance qui diminue, ce nous semble, la gloire d'initiateur qu'on a bien voulu lui faire. Tels furent Schwerdt-

ner (1733), Sommer (1749), Radès (1766), qui ne sont, à
vrai dire, que des traducteurs et des commentateurs de
Floyer et de Bergius. Ils ne méritent qu'une simple mention
historique. Ils servent à établir la filiation de la famille hydrothérapiste actuelle, qui, contrairement aux prétentions
ordinaires, veut absolument ne pas avoir d'ancêtres. On sait
que, par eux, Floyer est l'ascendant naturel, mais éloigné,
de Priesnitz. Puis, viennent S. Hahn, J.-J. Hahn, J.-G. Hahn,
et, enfin, Theden, qui firent leurs observations et pratiquèrent
non loin de Grœffenberg. Leurs travaux ont leur importance
comme jalon historique propre à préciser l'origine immé-
diate des notions hydropathiques modernes. Après en avoir
pris connaissance, on peut affirmer, sans craindre d'être injuste, qu'on trouve, principalement dans le livre de J.-S.
Hahn (*Wirkung des frischen Wassers*, Breslau, 1738), presque tous les éléments de l'arsenal hydrothérapique actuel.
Mais, pour établir ce rapprochement, il faut, comme toujours
en pareil cas, dégager la pensée de l'auteur de son vieux langage et de ses explications surannées. C'est ce que nous fe-
rions, si le temps ne nous pressait pas et que le cadre de notre travail ne fût pas limité. Nous devons nous borner à un
résumé de quelques lignes, où seront consignés les résultats
essentiels de ces écrivains.

Disons d'abord que les hydropathes silésiens reproduisent
Floyer, et qu'ainsi, on doit leur rapporter ce que nous avons
relaté de ce dernier. Voici ce qui concerne l'usage externe
de l'eau froide : J.-G. Hahn, dans l'épidémie de typhus de
Breslau (1737), obtint de nombreux succès par le moyen
de lotions d'eau froide. J.-S. Hahn la recommande dans
toutes les maladies cutanées, même l'éléphantiasis. Dans
ces cas, elle guérit par son action rafraîchissante. Par ses
propriétés anti-phlogistiques, elle combattra efficacement
toutes les maladies inflammatoires et pyrétiques (lotions, affusions, injections générales et locales). Astringente et fortifiante, elle fera disparaître tout état atonique (diarrhée,
spermatorrhée, blennorrhée, leucorrhée, impuissance, sté-

rilité, déviation et procidence utérine, etc.). Purgative,
diurétique et sudorifique, elle tarira les sources de l'hydropisie. Calorifique, elle fera disparaître tout état algide.
Par l'action simultanée de ces propriétés, la paralysie, l'é-
pilepsie, les convulsions, la goutte, le rachitisme, etc.,
seront victorieusement combattus par elle. Elle n'est pas
moins utile dans les maladies chirurgicales. Quant au mode
d'administration, à la durée et à la fréquence des bains, des
douches et applications froides, elle varie d'après le sujet et
la maladie. Veut-on, par exemple, produire un effet anti-phlo-
gistique, dépressif ? on empêche la réaction en prolongeant
le bain général ou local. On l'abrége pour fortifier. Si l'on
veut déterminer une sueur abondante, on le réduit à de simples immersions, accompagnées de douches et autres applications froides sur les parties malades. L'exercice, l'enveloppement dans des linges mouillés, le séjour au lit, des boissons froides à petites doses, succèdent à cette première opération. Ces procédés sudorifiques sont les mêmes, dit Hahn,
que ceux dont les Anglais font usage pour exciter la sueur
chez les rachitiques et les chevaux ruinés.

Ces notions et ces pratiques se propagèrent si bien, qu'elles
tombèrent dans les habitudes des gens de la campagne et y
restèrent, lorsqu'ailleurs on en fut désabusé. Priesnitz, d'une
famille de vétérinaires, suça donc, pour ainsi dire, les principes hydrothérapiques avec le lait.

Dans les autres contrées de l'Allemagne, la psychrothérapie n'eut pas un aussi durable et aussi grand succès ; elle y
compta, cependant, un grand nombre de prosélytes. On cite
Krüger, Unzer, Ferro, Œrtel, parmi les médecins qui tra-
vaillèrent à la vulgariser.

La psychrothérapie française du dix-huitième siècle eut
une fortune bien différente. Ce pays n'était pas apte à accepter sans examen les merveilles de l'hydropathie systématisée.
La France ne croit pas à cette sorte de miracles ; elle le
prouve tous les jours aux partisans du magnétisme divina-
toire et aux somnambules translucides. Il faut que les nova-

teurs et restaurateurs de toutes sortes se résignent à venir à elle avec autre chose que des théories et des promesses, autre chose que des dogmes absolus.

Noguez (1), qui, le premier, voulut prendre l'initiative de la propagande psychrothérapique, en traduisant les traités des Italiens, des Anglais et des Allemands, avait été, malheureusement pour lui, précédé dans la carrière par un thermothérapiste systématique, le fameux Hecquet, et par un charlatan nommé Barbereau, inventeur d'une *eau perpétuelle*. Hecquet, dont Lesage a fait son docteur Sangrado, avait fini par dégoûter les Parisiens de l'eau chaude; Barbereau les avait dégoûtés de l'eau froide, qu'on reconnut enfin n'être que de l'eau de la Seine. Malgré Lorry, Pomme, Macquart, Aubry, cette répugnance ne put être surmontée. Ces médecins, cependant, ne faisaient de la psychrothérapie que suivant des conditions restreintes, dans le traitement des maladies nerveuses et dans certaines fièvres à fond bilieux. La voix de J.-J. Rousseau ne fut pas plus écoutée quand il recommanda les bains froids pour tonifier les enfants : tant il est vrai que l'abus d'une chose en fait craindre même l'usage modéré, et qu'on préfère son abandon.

Au commencement du dix-neuvième siècle, la psychrothérapie était déjà de nouveau introduite en Angleterre par les travaux de Wright (1786), Brandreth, Jackson (1791), Gregory (1797), Mac Lean (1797), et surtout Currie (1798-1805.) Ce dernier employa, pour la première fois, l'eau froide en affusions dans une épidémie de typhus à Liverpool, et, ayant obtenu un succès inespéré, il en fit désormais la base de traitement non seulement du typhus, mais encore de la fièvre jaune et autres fièvres continues. Plus tard, il l'appliqua, avec le même bonheur, à la variole non confluente, à la scarlatine et aux affections convulsives. Dans les fièvres, il pratiquait les affusions, soit dans la période de chaleur, soit une heure avant le retour présumé de l'accès. Ces résultats, que

(1) *Propriétés médicales de l'eau.* Paris, 1730.

Currie fit connaître, développèrent de tous côtés, parmi les médecins, une émulation de recherches qui étendirent les applications de l'hydrothérapie. Nous ferons toutefois une remarque à l'égard des données hydrothérapiques que nous devons aux patriciens anglais : c'est que bon nombre d'entre eux se servaient d'eau de mer, Wright, Jackson, Mac Lean, entre autres. M. Fleury cite de plus, d'après Currie, une foule de médecins de cette nation, ayant constaté dans leur sphère d'action les bienfaits de la psychrothérapie. Or, la plupart sont désignés comme chirurgiens de marine ou exer-çant dans des ports de mer. Il est donc probable qu'ils employaient la même eau. Ainsi, ces résultats concernent plus particulièrement la psychrothérapie maritime.

Ces travaux des médecins anglais eurent leur retentisse-ment dans le reste de l'Europe. Bientôt, Giannini, de Milan, publia son *Traité des fièvres* (1805), et y consigna ses propres recherches sur la médication psychrothérapique. Nous y voyons qu'elle lui réussit, en immersions froides, dans les fièvres intermittentes, nerveuses, continues et éruptives ; dans le rhumatisme articulaire aigu et chronique, l'asthme, l'épilepsie, la goutte, l'anasarque aiguë et les hémorragies. Pour ce qui regarde les autres maladies, l'eau froide a pu, ingérée ou appliquée extérieurement, combattre efficacement plusieurs symptômes, tels que la soif, la douleur, le délire, la dyspnée et les palpitations. Giannini formule avec soin les règles générales qui doivent guider le médecin dans l'application de la médication psychrothérapique : Immersions ins-tantanées dans les asthénies très-intenses. — Eau tiède, et même simples lotions pour les sujets trop faibles. — Durée de l'immersion déterminée par le commencement du frisson. — Point de glace ni de neige dans l'eau. — Point d'immer-sion pendant l'orgasme fébrile. — Surveillance permanente durant l'immersion, dans les cas ordinaires par un gardien, dans les cas graves par le médecin. — Application d'un corps chaud sur la région du cœur pour les malades trop sensibles aux effets de l'immersion.

On voit que Giannini a su se garantir de l'exagération systématique, et que ses données pratiques méritent, d'après
cela, une grande considération. Il fut probablement imité
par d'autres médecins italiens; mais leurs travaux nous sont
inconnus.

L'Allemagne, désabusée et dégoûtée de la psychrothérapie durant les dernières années du dix-huitième siècle, ne
tarda pas à répondre à ces nouvelles incitations qui lui ve-
naient de l'Angleterre et de l'Italie. Dès l'année 1800, les
études hydrothérapiques se reproduisent. On vit successive-
ment apparaître les recherches de Reuss (1800), Hübertus
(1804), Kolbany (1810), Nasse (1811), Horn (1814), Pfeufer
(1818), Widekind, Lehmann, Luter, etc. , etc. Elles furent
en grande partie la consécration des données pratiques des
médecins anglais et de Giannini que nous avons cités plus
haut. Hufeland, Frölich et Pitschaft étendirent ces travaux, et généralisèrent davantage les applications de la médication hydrothérapique. Cependant, celle-ci se maintint
encore durant quelque temps dans la sphère scientifique et
ne franchit pas les limites de la saine observation. Elle n'eut
pas de miracles à offrir à l'imagination populaire, amou-
reuse du merveilleux; elle resta donc sans prestige. L'engoû-
ment du public ne se produisit que plus tard, quand la renommée, s'emparant des heureuses cures du paysan silésien,
en répandit de proche en proche les résultats, en les exagé-
rant et les multipliant, selon sa coutume.

Les pratiques de Priesnitz sont assez connues pour que nous
n'ayons pas besoin de les exposer ici. Les historiographes et
les panégyristes ne lui ont pas manqué. Mais tous leurs éloges
ne parviendront jamais à faire accepter définitivement et sans
protestation l'apothéose de cet empirique. La postérité a commencé pour lui. Elle ne se laissera plus éblouir par sa fortune
inouïe et inexplicable. Désormais, elle jugera l'œuvre en elle-
même, et constatera qu'il fit ce qu'avaient fait avant lui Magliano, Castrogianna et les autres médicastres, si célèbres
de leur temps et aujourd'hui oubliés ; qu'il fut ce qu'ils ont

été, un heureux charlatan, indigne de ses préoccupations.

En France, au commencement de ce siècle, la psychrothérapie n'eut pas de grandes chances dans ses tentatives de
naturalisation. De trop graves intérêts occupaient les esprits.
La thérapeutique la mentionnait, il est vrai, mais ce n'était
que d'une manière accessoire, au seul titre de moyen curatif
adjuvant. Si, plus tard, l'hydrothérapie acquit quelque crédit,
il se reporta, de préférence, sur la thermothérapie, et surtout sur la thermothérapie minérale. Il faut le reconnaître,
cette exclusion était injuste ; elle privait l'art de guérir d'un
agent précieux qui, manié avec prudence, pouvait rendre de
grands services, comme il en avait déjà rendu. Si des revers
et des désastres s'étaient produits, ils étaient l'œuvre des
empiriques, race qui gâte tout ce qu'elle touche, et la psychrothérapie ne pouvait en être responsable. Heureusement,
en France, on revient tôt ou tard de ses présomptions; on
sent le besoin de réviser ses jugements par un nouvel examen. C'est ce qui arriva pour la psychrothérapie. M. Tan-
chou, en 1824, M. Lacorbière, en 1839, furent les premiers
à se charger de cette réhabilitation, qui ne fut pas et ne pouvait être immédiatement admise. Mais bientôt à leurs preuves
vinrent se joindre les résultats d'autres praticiens, d'une autorité plus imposante. MM. Foville et Récamier firent connaître leurs observations et les succès qu'ils devaient à la
psychrothérapie. Les préjugés hostiles commencèrent donc à
s'affaiblir et firent place à un doute plus favorable. La vogue
des bains de mer survint à son tour, justifiée par de nombreuses guérisons; elle fit soupçonner qu'une part de leur
bienfaisante influence revenait à l'élément principal qui fait
la base de la médication psychrothérapique. Les effets de l'eau
froide simple furent, dès-lors, expérimentés sur une plus
large échelle, et l'on se convainquit que les données et que
les assertions des hydropathes n'étaient pas toutes fausses.
Seulement un danger était à craindre dans cette nouvelle
phase : c'est que l'empirisme ne voulût s'emparer et profiter
de ces heureuses dispositions, et ne les décourageât en vou-

lant forcer le succès par ses exagérations et ses réclames, appréhension légitime qui ne tarda pas à être justifiée. En effet, les incitations venues du dehors, ce spectacle du succès prodigieux de Priesnitz, éveillèrent, surexcitèrent l'ambition des hydropathes français; ils trouvèrent plus commode et plus prompt d'imiter l'empirique, dans l'espoir de réaliser sa fortune; la voie de l'observation et de l'étude était beaucoup trop longue, au gré de leur impatience. Ils multiplièrent leurs écrits, ils fondèrent des établissements, ils proclamèrent des succès prodigieux et innombrables, ils déclarèrent la médication de leur maître infaillible et absolue, et parlèrent d'élever des statues (Lubanski, *Presse* du 4 juin 1852) à ce génie de la médecine hydrothérapique.

En présence de tels écarts, de tels défis, de prétentions si exorbitantes, il était impossible qu'il ne s'élevât pas de la partie saine du corps médical de légitimes protestations; il était urgent que des esprits sérieux, que des plumes savantes vinssent mettre à la raison l'empirisme déchaîné, et que force restât à la loi. C'est dans ce but que M. le professeur Boyer fit en 1843 le bilan de la psychrothérapie ancienne et moderne, et lança contre les débordements de celle-ci sa substantielle et savante critique. Le résumé qui la termine forme les conclusions d'une sorte de réquisitoire qu'aucune défense ne parviendra à détruire. Nous ne pouvons mieux faire que de les soumettre au public, jury sans appel qui doit les accepter ou les repousser. La nature de sa décision ne saurait être pour nous l'objet d'un doute.

« 1º L'hydrothérapie de nos jours était connue des anciens sous le nom plus convenable de *psychrothérapie*; 2º il y a eu de tout temps deux hydrothérapies, l'une rationnelle ou médicale, l'autre excentrique, qui finit par devenir charlatanesque; 3º l'hydrothérapie très-excentrique et l'hydrothérapie charlatanesque dérivent de l'hydrothérapie médicale exagérée ou dénaturée par des empiriques et des charlatans; 4º l'hydrothérapie de Priesnitz a été souvent et longtemps une médication vétérinaire, qu'on a plusieurs fois essayé d'appliquer à la médecine ; 5° plusieurs hommes, à diverses époques, ont exploité cette méthode avec des succès et un profit personnels analogues à ceux de Priesnitz ; mais leur réputation et la vogue de leur remède sont toujours tombées rapidement, dès qu'on a vu des renseignements précis, des expériences exactes, des observations complètes remplacer des bruits vulgaires, des récits vagues et mensongers, des histoires tronquées et sans valeur scientifique ; en un mot, dès que la saine raison et la vérité ont pu se faire entendre : la vogue de Priesnitz est maintenant arrivée à sa période de déclin ; elle diminue chaque jour ; 6° sa méthode n'a rien de nouveau, ni par rapport à l'agent dont il se sert, ni relativement aux cas dans lesquels on l'emploie ; les théories que l'on donne pour en expliquer les effets ont été jadis reproduites plusieurs fois ; 7° les travaux des médecins, les pratiques des charlatans, nous ont depuis longtemps fait connaître tous les avantages et tous les dangers de la médication à l'eau froide ; 8° les succès qu'on a pu obtenir à Grœffenberg tiennent surtout aux malades et aux maladies dans lesquelles on les a observés, et aux influences hygiéniques auxquelles les sujets sont soumis dans ces montagnes ; 9° les principes fondamentaux de l'hydrothérapie rationnelle sont tous dans Hippocrate ; les hippocratistes les ont parfaitement développés. »

Quelque rigoureux que soit l'arrêt porté par M. Boyer contre les excès de l'hydrothérapie moderne, on ne saurait hésiter à le ratifier. Alors même que des preuves surabondantes n'auraient pas été fournies par lui pour démontrer la réalité de ses graves imputations, il suffirait du silence gardé par les parties en cause pour faire prononcer leur condamnation. Quand un prévenu fait défaut, il s'accuse lui-même. C'est ce qu'ont fait les hydropathes de l'école de Priesnitz dans cette circonstance. En se refusant à toute discussion contradictoire, ils ont espéré soustraire à leurs juges naturels la connaissance des accusations qui pesaient sur eux. Ils ont voulu faire le vide autour d'elles , pensant qu'elles demeure-

raient sans effet. Mais, en science, il n'est point de prescrip-
tion légale, et l'arrêt, quel qu'il soit, quand il est mérité,
finit par atteindre le coupable. Toutefois, il est des circonstances qui peuvent en atténuer la rigueur : c'est lorsque l'ac-
cusé, reconnaissant ses torts, abandonne la mauvaise voie et
s'amende lui-même. Est-ce la conduite qu'ont tenue les hydropathes depuis le jour que M. Boyer les a convaincus de
plagiat, d'exagération, et, disons le mot, d'imposture? Sont-
ils devenus plus modestes, plus prudents, plus réservés dans
leurs affirmations et leurs promesses, moins industriels que
par le passé ? Nous avons donné un témoignage tout récent
de leur modestie; «on ne saurait trop admirer leur magnifique
aplomb», dit M. Fleury, à leur égard. Quant à leur prudence,
à leur modération, à leur réserve dans la pratique médicale,
M. Fleury nous les fera connaître. «Leur méthode, dit-il, est
une formule systématique à peu près invariablement appliquée
à tous et à tout, qui a rejeté l'hydrothérapie dans un empirisme
très-fâcheux (p. 95, 96); elle repousse systématiquement
toute intervention de la matière médicale (109); elle n'a point
cherché à se rendre compte du mode d'action des modificateurs employés par elle; elle s'est placée et elle est restée sur
le terrain de l'empirisme pur ; de telle sorte qu'en l'absence
de toute étude méthodique, de tous principes, de toute exposition raisonnée, le médecin n'a d'autre guide que le
hasard, et que, pour arriver à une application efficace de la
méthode hydrothérapique, il est obligé de procéder par tâ-
tonnements, par essais, jusqu'à ce qu'il ait acquis une expérience personnelle dont les malades ont fait tous les frais, et
que parfois ils ont payé fort cher (p. 110). » — Quelle peut
être, en de telles conditions, la valeur des faits publiés par les
médecins hydropathes ? «Ils sont presque tous, dit encore
M. Fleury, tronqués, incomplets, dépourvus des données
qui seules pourraient leur attribuer une valeur réelle, sans
diagnostic établi ou possible. »

Veut-on savoir enfin quelle confiance méritent la plupart
de ces nombreux établissements hydrothérapiques, dont les

prospectus, uniformes dans leurs magnifiques promesses, sont colportés partout, s'adressant à toutes les bourses par la stipulation variée des prix, comme les cartes de restaurant? Qu'on lise cet autre passage du livre de M. Fleury; il nous édifiera à ce sujet : « Un grand nombre d'établissements hydrothérapiques, qui se sont élevés dans les différentes parties du monde, sont dirigés par des industriels entièrement étrangers aux sciences médicales; beaucoup d'autres sont entre les mains de médecins qui ne possèdent point de connaissances suffisantes pour éclairer ce difficile sujet d'étude du flambeau de la physiologie et de la pathologie; enfin, si quelques hommes instruits ont appliqué l'hydrothérapie, ils ont suivi les errements de Priesnitz. »

Tel est le jugement que suggère à M. Fleury l'examen de l'état actuel de l'hydrothérapie, soit en France, soit à l'étranger; on voit qu'il n'est pas moins sévère que celui du professeur de Montpellier.

Est-ce à dire que ces deux médecins condamnent toute médication hydrothérapique? Loin de là; l'un et l'autre la considèrent comme très-efficace; mais ils veulent en régulariser l'emploi, en la soumettant aux lois de la prudence et de la pratique médicale; ils veulent qu'elle soit rationnelle; seulement, ils diffèrent dans l'appréciation de ces lois. M. Boyer soutient qu'elles existent, qu'elles sont formulées dans la science, et que la médecine est depuis longtemps en possession de les appliquer; M. Fleury déclare, au contraire, qu'elles sont à créer, et qu'il faut suivre une marche toute différente de celle qui a été parcourue jusqu'à présent (p. 113). D'où provient un tel désaccord? Il provient, nous paraît-il, de cette circonstance que le premier de ces médecins a principalement en vue les principes fondamentaux de l'hydrothérapie, ceux qu'elle doit à une longue expérience et à l'observation pratique, tandis que le second se préoccupe surtout des données physiologiques fournies par l'expérimentation, telles que les sciences modernes peuvent la pratiquer. Aussi, M. Boyer recommande-t-il une très-grande réserve, disant que l'hydrothérapie est une méthode exceptionnelle, pouvant être quelquefois utile. M. Fleury, au contraire, la place à la tête de la thérapeutique, d'après la puissance et la multiplicité de ses influences qu'il croit pouvoir toujours apprécier avec exactitude. Ce dernier ne s'abuse-t-il pas un peu sur l'importance et la portée de ses moyens d'investigations, et pense-t-il qu'on ait besoin, pour traiter les maladies, de soumettre au calcul les phénomènes physiologiques, essentiellement complexes et variables ? Sans nier la perfectibilité de la thérapeutique par l'étude attentive des actes physiques, chimiques et mécaniques qui s'accomplissent au sein de l'organisme vivant, nous croyons qu'il ne faut pas se hâter de conclure et de généraliser d'après le résultat actuel de ces recherches, et qu'il est plus prudent de se guider, pour le moment, comme le conseille M. Boyer, sur la conduite de nos devanciers. Les principes d'hydrothérapie rationnelle qu'ils nous ont légués sont-ils donc aussi incertains que le prétend M. Fleury, et ceux qu'il pose lui-même en diffèrent-ils essentiellement ? Un rapide examen de son ouvrage nous mettra à même de décider cette question, et de déterminer le genre et la part de mérite qui revient à M. Fleury dans l'histoire de l'hydrothérapie rationnelle.

Après avoir établi que la médication hydrothérapique est une méthode complexe, M. Fleury étudie l'influence particulière de chacun des modificateurs qu'il y distingue et qui sont : le régime alimentaire, l'exercice, l'eau froide à l'intérieur, la sudation et l'eau froide à l'extérieur. Nous n'avons pas à parler du régime et de l'exercice que les médecins du passé ne négligeaient certes point, et qu'ils modifiaient, dans le traitement psychrothérapique, d'après les indications fournies par l'état du malade et la nature de l'affection. Quant à l'usage interne de l'eau froide, M. Fleury constate, ce qui était déjà constaté avant, savoir : l'action débilitante de l'eau à la température ordinaire ; à une basse température (de 4 à 8 degrés), son action tonique et sédative, générale et locale, quand elle est prise à petites doses ; son action altérante et sudorifique prise en grande quantité, à doses fractionnées.

La sudation a reçu, de la part de M. Fleury, d'importantes modifications que nous devons indiquer. Il ne la provoque ni par l'enveloppement dans des linges mouillés, ni par le séjour prolongé dans un lit chargé de couvertures. Reconnaissant que le calorique était réellement le seul agent sudorifique dans ces procédés opératoires, il les a remplacés par une étuve sèche, chauffée à l'alcool, et laissant libre, au dehors, la tête du malade. Il peut ainsi faire varier la température de l'étuve de 40 à 65 degrés, selon qu'il veut obtenir un effet dépuratif ou révulsif par la peau. Par là encore, il évite la débilitation qui résulte pour cet organe du contact trop prolongé de l'humidité. L'ingestion fréquente d'une petite quantité d'eau froide qu'il combine avec la sudation était déjà connue en médecine. Dans ce procédé, l'inspiration d'air frais a le grand avantage de conserver à la respiration et à la circulation leur rhythme normal. Grâce à cette circonstance, le sujet peut être soumis à une haute température sans éprouver la moindre sensation pénible, bien que les sueurs soient très-abondantes. La durée du bain, de 40 à 50 degrés, peut se prolonger même plusieurs heures sans inconvénient. De 60 à 65 degrés, 20 ou 30 minutes suffisent. L'immersion dans l'eau froide ou une douche générale de 2 minutes succède à la sudation.

Longtemps continuée, cette médication sudorifique a valu de nombreux succès à M. Fleury, pour rétablir les fonctions de la peau dans toutes les maladies où elles sont abolies ou perverties, telles que l'anémie, le diabétès, les congestions sanguines chroniques; dans les maladies de longue durée; enfin, dans tous les cas morbides où les médicaments sudorifiques et dépuratifs sont indiqués. Cependant, comme nous l'avons dit au commencement de notre travail, elle ne forme pas un élément essentiel de la psychrothérapie, telle que la pratique M. Fleury. Il déclare lui-même qu'elle est parfois nuisible, et plus souvent inutile.

Les applications extérieures d'eau froide sont la base de la psychrothérapie. « Cet agent, le plus actif de tous, dit cet auteur, est le seul dont l'emploi puisse être généralisé ; seul, il peut être rationnellement appliqué à tous les cas embrassés par l'empirisme de Priesnitz. » Pour comprendre la grande extension de cette proposition, il faut se rappeler que celui-ci ne croyait devoir refuser ses soins qu'aux sujets atteints de phthisie, d'ascite et d'anasarque, et que le docteur Baldou, autre hydropathe exagéré, n'interdit le traitement psychrothérapique qu'à la phthisie pulmonaire, au cancer et aux anévrismes avancés du cœur. Il est vrai que ceux-ci emploient uniformément, pour tous les cas, la même pratique, dont ils attribuent l'effet curatif à une force diaphorétique qu'elle mettrait toujours en jeu, de manière à éliminer du corps la matière morbifique, cause première de l'affection. M. Fleury donne-t-il à l'usage externe de l'eau froide un semblable pouvoir, et partage-t-il de pareilles doctrines? Non ; le directeur de Bellevue a trop de science pour suivre ces errements d'un autre temps. S'il attache au modificateur dont il est question une si grande portée thérapeutique, c'est qu'il lui reconnaît des influences multiples sur la plupart des fonctions de l'économie, et qu'à ces influences variées répondent des médications différentes capables de satisfaire à presque toutes les indications. Or, le médecin est-il toujours maître de susciter à son gré l'une ou l'autre de ces forces curatives? M. Fleury le croit; il fait plus que de le croire, il détermine les procédés opératoires au moyen desquels on atteindra ce but. Mais cette tâche exige de la part du médecin une connaissance exacte de tous les modes d'action de l'eau froide appliquée à l'extérieur, qu'il ait un diagnostic sûr pour bien préciser la nature de l'affection, et les conditions idiosyncrasiques du sujet qu'il a à traiter ; alors seulement, il pourra manier avec succès ce puissant instrument que la nature met partout sous sa main. Toutefois, il ne devra pas le faire d'une manière exclusive et se priver ainsi des autres ressources de la thérapeutique, des médicaments d'une efficacité reconnue ; il les combinera avec sagacité pour un but commun. Un jour peut-être, les études psychrothérapiques seront-elles devenues assez précises pour reléguer ces auxiliaires dans les vieilles officines de la polypharmacie. Telles sont les recommandations de M. Fleury, tel est son espoir. Quel magnifique résultat, quel beau rêve, nous allions dire, quelle utopie !... — En attendant qu'elle se réalise, mettons-nous en mesure de suivre les conseils de M. le docteur Fleury, et constatons avec lui les phénomènes physiologiques que détermine l'eau froide appliquée sur le corps. Nous verrons que nos devanciers n'ont pas ignoré tous ces effets.

L'eau a une action réfrigérante, sédative et antiphlogistique. Ce titre du paragraphe de M. Fleury relatif à cette matière ne présente rien de nouveau, pas plus que celui qui traite de son action excitante. Ce n'est donc pas là qu'il faut chercher le progrès psychrothérapique. Le mérite de M. Fleury, et il est réel, consiste à avoir mis de la précision dans l'exposé des conditions modificatrices. Ces conditions sont relatées dans les propositions suivantes de M. le docteur Fleury, que nous résumons : 1° L'immersion partielle d'une demi-heure dans l'eau, à la température de 15 à 9 degrés, abaisse la température de la partie de 19, et même de 23 degrés (pas de changement dans la température du corps) ; 2° une immersion ou une douche générale de 25 minutes à une heure, dans l'eau marquant de 14 à 10 degrés, peuvent abaisser la température générale de 4 degrés (sensation très-pénible, diminution de 6 à 9 pulsations dans la vitesse du pouls, respiration normale) ; 3° durant les 10 ou 15 minutes qui suivent cette dernière opération, la température animale diminue encore de 4 à 9 dixièmes de degré, et le pouls de 1 à 2 pulsations ; 4° quand la température du corps a été préalablement élevée de 3 à 4 degrés par le séjour dans l'étuve sèche, l'immersion et la douche générales ramènent, d'abord rapidement, l'état normal, pour agir ensuite comme il a été dit ; 5° après l'opération, la réaction, qui rétablit l'équilibre dans l'économie, est proportionnée, pour la promptitude et son énergie, à la force d'impulsion qu'a eue l'eau, à la température du milieu et à la violence de l'exercice musculaire qui suit le bain ; 6° la force et la promptitude de la réaction est en raison inverse de la température de l'eau ; elle sera plus prompte, après une application plus courte, si l'eau a été plus froide ; 7° les conditions individuelles, physiolologiques ou pathologiques, font varier la puissance de réaction. L'état de la circulation et de l'innervation doit ici guider le médecin.

La conséquence générale qu'on doit tirer de ces propositions, pour produire l'effet réfrigérant, sédatif et antiphlogistique, est évidente : il faut que la température de l'eau ne soit pas trop basse ; que celle-ci baigne simplement le corps ou la région malade sans les frapper, et que l'opération soit continue et longtemps prolongée. On évitera ainsi la réaction tout à fait contre-indiquée dans les maladies auxquelles s'appliquent les médications antiphlogistique, hémostatique, sédative et hyposthénisante.

Les grandes difficultés de la psychrothérapie ne résident pas dans l'appréciation des phénomènes primitifs déterminés en nous par les applications extérieures d'eau froide. La soustraction incessante du calorique engendré par le corps, la contraction des tissus, qui refoule à l'intérieur tous les liquides de l'économie, en comprimant les nerfs de la périphérie, sont des effets physiques qui s'expliquent facilement et rendent compte de la neutralisation des trois éléments de la phlogose, la chaleur, la douleur et la fluxion sanguine. Pourvu que l'eau mise en usage ne soit pas trop froide (1) et ne baigne pas trop longtemps les organes, au point d'amener

_____

(1) Pour approprier la température de l'eau aux conditions spéciales de chaque cas particulier, il faut en abaisser d'autant plus le chiffre que le sujet est plus vigoureux, la phlegmasie plus profonde et plus intense et les douleurs plus vives. On a établi qu'elle devait varier entre le 5° et le 15° degré centigrade. La continuité des applications froides n'est point nécessaire ; elle est même souvent nuisible. On peut, on doit les interrompre chaque fois que la rémission des symptômes l'indique.

leur mortification ; pourvu qu'elle soit renouvelée, comme
cela a lieu par les irrigations continues, ou plutôt intermittentes, si souvent et si efficacement employées en chirurgie
dans le traitement des grandes lésions, le médecin qui aura
étudié le tempérament du malade et de l'affection sera toujours certain, autant du moins qu'on peut l'être en médecine, de déterminer l'action réfrigérante, sédative et antiphlogistique. Il cessera les applications d'eau froide, quand
les symptômes objectifs et subjectifs lui auront annoncé la
rémission désirée, sauf à les reprendre aussitôt qu'ils repa-
raîtraient. On a constaté qu'une application de 15 minutes suffit habituellement pour calmer l'état pyrétique et
neutraliser l'éréthisme général qui accompagne la fièvre ty-
phoïde, la scarlatine, le rhumatisme et la goutte à caractère
aigu. Les inflammations plus intenses, cela se conçoit, exigent plus de temps, jusqu'à dix-huit heures pour la brûlure.
La même variation existe à l'égard de la durée du traitement,
qui peut se prolonger plusieurs semaines ou se compléter en
quelques heures.

La mission du médecin est plus difficile à remplir quand il
s'agit pour lui d'utiliser l'action excitante occasionnée par les
applications extérieures d'eau froide. En effet, il ne suffit pas
de dire ici que le problème thérapeutique est renversé et demande un mode de résolution tout à fait inverse ; il ne suffit
pas d'ouvrir à cette médication psychrothérapique le vaste
champ des maladies chroniques, si inégal, si varié. Il faut
adapter les modes infinis de l'action médicatrice aux mille
conditions variables qui se présentent alors. Jamais le
mythe de Protée ne fut plus applicable. « Il n'est pas, dit
M. Fleury, de médicament plus difficile à manier ; il n'est pas
d'opération qui exige plus d'attention, plus de tact médical. »
Quelles règles suivra le médecin pour amener une réaction
suffisante, qui atteigne et ne dépasse pas le but ? Voici quelques données qui l'aideront dans cette difficile opération :

La température de l'eau doit être de 10 degrés à 0 degré ;
il faut que le liquide frappe les tissus vivants ; et comme le

phénomène excentrique est proportionné à la force de cette percussion, on doit employer des appareils à douches d'une puissance variée. Or, celle-ci est d'autant plus grande que le liquide est plus divisé ; ce qui fait que les bains de pluie, les douches en poussière exercent une percussion plus considérable et sont plus actifs.

Quant à la durée de l'application froide, qui constitue l'élément essentiel de la psychrothérapie, il faut, dit M. Fleury, qu'elle soit proportionnée à la puissance de réaction de chaque sujet. Nous voilà dans le vague, dans l'indéterminé ; ici, le problème se surcharge d'inconnues qui en compliquent singulièrement la solution. On connaît, il est vrai, les signes physiognomoniques de l'acte excentrique chez les sujets plus ou moins vigoureux ; on voit le sang affluer à la circonférence avec plus d'abondance et de vitesse, la chaleur animale s'accroître rapidement et dépasser même la limite normale, la peau se dilater, se rubéfier, et devenir insensible à l'action réfrigérante de l'humidité qui la couvre, etc. Mais tous les individus n'ont pas une nature si expansive, si démonstrative. Il en est chez lesquels cette force centrifuge semble sommeiller alors qu'elle se produit avec les conditions atoniques qui forment le fond du tempérament. Or, entre ces deux extrêmes, il y a une multitude de degrés intermédiaires. A quel moyen de diagnostic avoir recours ? Le médecin n'a pas un *réactionnomètre* à sa disposition, et le thermomètre, et tous les autres instruments de physique, et toutes les analyses de la chimie ne sauraient lui en tenir lieu. Il a son *tact médical*, ce *quid divinum*, pour le guider. Que l'observation et l'expérience le lui donnent s'il ne l'a pas reçu d'en haut. Il faut, dit—on, suspendre l'opération aussitôt que les phénomènes de dépression disparaissent pour faire place au mouvement contraire pressenti par le malade. Celui-ci est-il toujours assez intelligent et d'assez de sang-froid pour apprécier ses sensations ? Se déterminera-t-on d'après la probabilité ? Elle varie de cinq à quarante secondes, et l'on sait qu'il suffit de devancer ou de dépasser le temps convenable de quelques secondes pour manquer le but. Comme il peut en résulter beaucoup de mal d'après le degré de faiblesse du patient et la gravité de la maladie, la tâche du médecin est, dans ce cas, bien délicate. Il ne doit pas perdre de vue le malade, afin de juger, autant que cela est possible, par l'état de la peau, par l'attitude, par la respiration, si le moment opportun est arrivé. Disons cependant, pour neutraliser un peu le découragement que pourrait inspirer aux malades la perspective de telles précautions, que les conséquences d'une erreur ne sont pas toujours aussi graves, et qu'on peut, par des essais préliminaires, se faire une expérience qui remédie promptement au mal qu'on a pu causer, et réalise tous les bons effets de la médication. Les praticiens qui ont acquis cette expérience évaluent à 5 ou 6 secondes la durée que doivent avoir les douches au début. Ce temps ne doit être augmenté que graduellement, et presque seconde par seconde; il ne doit jamais aller au-delà de 3 à 4 minutes, maximum de durée que puisse avoir une douche. On voit, en calculant l'intervalle qui sépare ces deux conditions, qu'il ne faut pas moins de quelques mois pour atteindre cette dernière limite, à laquelle il n'est pas toujours nécessaire d'arriver.

Souvent les premières douches donnent lieu à des accidents qui n'ont qu'une gravité apparente, et qui, cependant, effraient les malades au point de vouloir promptement s'y soustraire : ce sont des suffocations, des palpitations très-intenses, de grandes douleurs de tête. On n'en doit pas tenir compte; au bout de quelques jours, tous ces symptômes disparaîtront, et les sujets qui auraient montré une résistance invincible à un nouvel essai, si on les eût écoutés, seront les premiers à remercier le médecin de sa tyrannie. A plus forte raison sera-t-il nécessaire d'en agir ainsi à l'égard des individus pusillanimes qui montreraient une répugnance sans motifs, comme ceux qui déclarent ne vouloir se mettre à l'eau que lorsqu'ils sauront nager.

Telles sont ces règles qui n'ont rien de fixe, qui sont soumises à une multitude de circonstances variées. On peut dire d'elles qu'elles n'ont de certain qu'une très-grande incertitude. Nous pouvons en conclure avec M. Fleury lui-même : Que l'application des procédés hydrothérapiques exige, non seulement une direction médicale de tous les instants, mais encore l'intervention d'un médecin instruit, intelligent, attentif, consciencieux.

Quoi qu'il en soit, c'est à ces données plus ou moins incomplètes qu'il faut avoir recours dans une foule de maladies chroniques. En mesurant l'énergie du modificateur aux conditions spécifiées par le diagnostic, en le combinant avec la sudation, en y associant d'autres agents thérapeutiques, on détermine des réactions variées dans leur mode et dans leur intensité, et le médecin qui réunit les qualités exigées peut attaquer, avec un succès certain, un assez grand nombre de maladies; avec un succès probable, un plus grand nombre encore ; avec un succès très-problématique, un groupe d'affections que les hydropathes déclarent très-petit, et que nous serions tenté de déclarer très-considérable, avec M. le professeur Boyer.

C'est en agissant de la sorte, sans exclusion absolue, que M. Fleury a cru pouvoir établir une classe de médications psychrothérapiques se rattachant à l'action excitante de l'eau froide : 1° La médication reconstitutive et tonique ; 2° la médication excitatrice ; 3° la médication révulsive ; 4° la médication résolutive ; 5° la médication sudorifique, altérante, dépurative ; 6° la médication antipériodique ; 7° la médication prophylactique ou hygiénique. La première embrasse le traitement de la chlorose, de l'anémie idiopathique, de celle des convalescents, de l'anémie symptomatique et des déplacements utérins. La deuxième est indiquée dans la paralysie et la constipation. La troisième, fréquemment appliquée par M. Fleury, peut opérer une révulsion par congestion, par augmentation d'action organique de la peau ; elle trouve alors son emploi dans les névralgies aiguës et chroniques, dans la névropathie générale, le rhumatisme musculaire, aigu et chronique ; par la provocation d'un acte inflammatoire, elle combat efficacement les maladies chroniques du tube digestif, les vomissements, etc. La médication résolutive s'applique au traitement de l'obésité, des hydropisies, de la goutte, des tumeurs blanches, etc. La quatrième est employée dans la syphilis, les dermatoses, la scrofule, la goutte aiguë et chronique. La cinquième, comme l'indique son nom, est dirigée utilement contre tout état intermittent. La sixième, ou hygiénique, se rattache aux précédentes par les faits de prédispositions héréditaires ou acquises. Elle sera dirigée de manière à neutraliser ce que le tempérament peut avoir d'excessif, afin d'amener cette harmonie des formes et des fonctions qui constitue la force et la beauté.

Toutes ces espèces de médications sont employées isolément et exercent une action simple et nettement déterminée; elles n'exigent, en général, que des applications partielles d'eau froide. Si l'on emploie des applications générales, les phénomènes secondaires deviennent multiples ; l'action tonique, reconstitutive, excitante, est alors constamment associée à toutes les autres influences. M. Fleury assure qu'il n'est point de traitement plus efficace contre les congestions sanguines chroniques, affections complexes, souvent si difficiles à caractériser et à définir, et qui sont, pour le médecin, le sujet de bien des mécomptes. « Les douches froides révulsives, excitantes, toniques, reconstitutives, fourniront au médecin un agent curatif d'autant plus précieux qu'il n'a pas de succédané, et que je le considère comme infaillible ; car, par leur action révulsive, les douches combattent la lésion locale, la stase sanguine, tandis que, par leur action tonique et reconstitutive, elles font disparaître les causes générales de la maladie, causes qui se rattachent au sang, à la circulation et au système nerveux. »

Comme preuves de cette efficacité, M. le docteur Fleury cite un certain nombre d'observations de congestions chroniques de l'utérus, du foie, du poumon et du cœur, dont il a

obtenu la guérison radicale par la médication hydrothérapique complexe. Parmi ces histoires cliniques se trouvent
même relatés deux cas de phthisie pulmonaire avancée gué-
rie par cette méthode. Nous désirons que l'incrédulité, dont
nous ne pouvons nous défendre à cet égard, ne soit pas fondée, et que les médecins se croient autorisés par ce précédent
à soumettre à la médication psychrothérapique les phthisiques dont l'état leur semblera désespéré. Quant à la guérison des pertes séminales involontaires et de tous les désordres
fonctionnels qui en dérivent, nous n'éprouvons aucune diffi-
culté à les admettre, ayant maintes fois constaté nous-même
de semblables résultats dans la pratique et le service clinique
du professeur Lallemand, qui n'employait pas toujours la cau-
térisation du canal.

Telles sont les données hydriatriques émanant des études
de M. le docteur Fleury. Justifient-elles le reproche que le
directeur de Bellevue a adressé à tous ses devanciers, ex-
cepté peut-être M. Schedel, de n'avoir fait que de l'empirisme et de la psychrothérapie systématique? Certes, le plus
grand nombre des hydropathes de tous les temps, ceux surtout que la renommée populaire a le plus acclamés, méritent bien ce reproche. Mais doit-on le généraliser comme l'a
fait cet auteur? Nous avons prouvé que, dans le passé, la médecine n'avait pas compté seulement des hydropathes systématiques, embrassant dans le domaine de leur méthode absolue presque toutes les maladies. Nous avons constaté que
cette médication avait eu, à partir d'Hippocrate, ses législa-
teurs consciencieux qui s'étaient attachés à développer peu à
peu, par l'observation pratique, le code de ses lois primordiales. Ces lois sont consignées, çà et là, dans l'histoire de la
science, tantôt avec une concision aphoristique, d'autres fois
en un langage diffus, mêlées à des hypothèses absurdes, à
des explications erronées. Ce qu'on peut dire encore à leur
désavantage, c'est qu'elles ne sont pas, le plus souvent, méthodiquement coordonnées et en rapport de nos connaissances actuelles. Pour qui sait et veut lire les vieux auteurs,

ces défauts sont largement compensés par les excellentes
observations dont leurs livres abondent, et qui portent le
cachet d'une exactitude consciencieuse. Quoi qu'il en soit,
M. le docteur Fleury est venu remplir cette lacune de la
science thérapeutique ; il a écrit un livre méthodique où se
trouvent relatés les faits nouveaux, où sont expliqués plus
scientifiquement les phénomènes de cette médication. Voilà
son mérite.

Son livre marquera un progrès de plus dans l'histoire de
l'hydrothérapie. Ce ne sera pas le dernier ; d'autres écrivains
lui succéderont dans cette voie des études rationnelles, ou-
verte depuis des siècles. Ils auront à porter un jugement sur
son traité d'hydrothérapie. Ne suivront-ils pas à son égard
l'exemple qu'il a donné en appréciant les travaux de ses devanciers ? Ne lui reprocheront-ils pas d'être encore un peu
systématique, un peu empirique dans l'application de la méthode psychrothérapique ? Ne diront-ils pas, en outre, qu'en
accomplissant son œuvre, ce médecin, qui a dû sa guérison
à l'hydrothérapie, et qui, par reconnaissance sans doute, en
a fait l'objet d'une application incessante, en fondant un établissement spécial, a subi, à son insu, l'influence qui résulte
de cette position exceptionnelle ? Ce n'est pas le moyen de
bien voir une chose que de la regarder de trop près. D'autre
part, on est exposé à juger avec trop de faveur l'objet de ses
prédilections, surtout quand on rattache à son succès ses intérêts les plus chers.

En effet, quelle est la médication établie par M. le docteur Fleury, qui ne soit pas indiquée dans les anciens auteurs ?
Toutes celles qu'il a instituées s'y trouvent. Il donne à la psychrothérapie une étendue presque sans limites, comme Floyer
ou Hahn, par exemple, et son cadre de nosologie n'exclut, à
vrai dire, aucun état morbide. C'est le cas de dire, comme
le proverbe : *Malè qui multùm*, Qui trop embrasse mal étreint.

Ces restrictions, que les écrivains futurs apporteront certainement aux éloges qu'ils feront du traité de M. Fleury,
serviront de motifs à leurs propres recherches et seront expo-

sées dans leurs préfaces. Pour qu'eux-mêmes méritent toute confiance, nous désirons vivement qu'ils soient mieux disposés pour les anciens et dégagés de tout autre intérêt que de l'intérêt scientifique. Pourquoi M. Boyer, qui a déjà donné la preuve de ses connaissances profondes en hydrothérapie, et qui, plus que personne, réunit les conditions ci-dessus énoncées, s'est-il arrêté en si bon chemin ?

HYDROTHÉRAPIE MARITIME.

Les développements dans lesquels nous sommes entré, quoique incomplets, quoique présentés avec trop peu d'ordre , dans les conditions fâcheuses d'une rédaction hâtée et morcelée, suffiront pourtant, ce nous semble, à faire ressortir les caractères génériques de la psychrothérapie. Aussi nous dispenserons-nous de cette tâche qui nous entraînerait à des longueurs et à des redites fatigantes, déjà trop manifestes dans ce travail. La mémoire et la sagacité du lecteur auront, sans effort, établi cette diagnose. Or , comme les attributs d'un genre doivent s'appliquer à toutes les espèces qu'il renferme, ceux de la psychrothérapie appartiendront pareillement à l'hydrothérapie maritime. D'ailleurs, en allant au fond des choses, nous remarquerons que l'eau n'est, dans la méthode psychrothérapique, que le véhicule du froid, cause première ou du moins principale cause de l'action médicatrice. On comprend donc que les phénomènes provoqués par l'emploi de ce liquide seront analogues, quelle que soit la nature de celui-ci, à moins que cette nature spéciale n'ait une influence antagoniste, ce qui n'arrive pas, en général, dans les circonstances naturelles. L'adjonction du nouvel élément contenu dans l'eau suscitera des modifications variées, constituant le mode d'action particulier de l'espèce de médication psychrothérapique employée. Ainsi, pour ce qui concerne l'eau de mer, sachant qu'elle a une composition complexe , nous jugerons *a priori* que ses effets le seront également, et présenteront la combinaison des propriétés thérapeutiques des agents élémentaires. Il faudra, par conséquent, déterminer analytiquement ces principes surajoutés, médicaments actifs répondant à diverses indications. Nous pourrons alors expliquer leur action curative, dans l'usage externe ou interne.

Mais les bains de mer ne s'administrent pas habituellement suivant les procédés opératoires usités dans les établissements d'hydrothérapie ; ils ont leurs conditions naturelles, plus ou moins avantageuses, qu'il faut apprécier, pour voir si elles peuvent s'approprier à tous les états pathologiques, et s'il n'est pas nécessaire quelquefois d'en augmenter ou d'en modifier artificiellement l'action.

Il est d'autres modificateurs hydrothérapiques qui doivent être pris en considération quand on vient à s'occuper de la psychrothérapie maritime : nous voulons parler du régime et de l'exercice. Ils doivent, à notre avis, être subordonnés aux conditions atmosphériques et topographiques du milieu ambiant, conditions qui tantôt sont propices et forment avec eux la combinaison la plus favorable à la santé des baigneurs, tantôt sont nuisibles, neutralisent les bons effets des autres moyens curatifs, et constituent même pour les malades une cause morbifique qui les menace sans cesse.

Viennent enfin des circonstances qui, bien qu'accessoires, ont leur importance dans le traitement thalassiobalnéaire à la perfection duquel tout doit concourir. Ce sont, d'une part, les ressources pharmaceutiques, susceptibles de satisfaire à des indications variées, permanentes ou adventives ; et, d'autre part, ces influences médicatrices de l'ordre moral, remèdes psychiques, qui agissent sur le corps par l'intermédiaire de l'âme. Or, les conditions de la localité maritime peuvent être plus ou moins convenables, à ce double point de vue, et doivent être examinées par le médecin appelé à exercer sa mission dans cette sphère ou à procurer à ses malades les bienfaits de la mer.

Ainsi, en somme, pour l'observateur qui a étudié la question des bains de mer, il existe : 1° les conditions intrinsèques du bain, comprenant les effets physiologiques, primitifs et consécutifs de l'eau de mer, administrée à l'intérieur ou mise en rapport avec la surface cutanée de diverses manières ; 2° les conditions concomitantes du milieu embrassant la constitution de l'atmosphère et la configuration des lieux ; 3° les circonstances accessoires de la localité qui concernent les ressources et les avantages qu'on y trouve pour l'exécution des prescriptions médicales, pour l'hygiène du corps et celle de l'esprit.

C'est de cette façon rationnelle que M. le docteur Pouget a envisagé et traité la psychrothérapie maritime ; il l'a fait avec l'autorité que donnent une longue pratique et de saines doctrines. Aussi son livre marque-t-il un véritable progrès dans l'histoire de cette médication ; il y occupera un rang honorable à côté des travaux de ses prédécesseurs les plus recommandables, Russel (1750), Buchan (1804-18), James Clarke (1830), S.-G. Vogel (1794-1818), Pfaff (1822), Mühry (1836), Le François (1812), Mourgué (1823-28), Assegond (1825), Gaudet (1844), Le Cœur (1846). Le suivre dans l'exposition qu'il fait de cette méthode hydrothérapique serait le plus sûr moyen d'en bien démontrer les effets et l'efficacité, d'en faire ressortir les avantages sur toutes les autres médications du même genre. Nous serions certain qu'il ne nous conduirait ni à l'empirisme, ni aux spéculations systématiques, ni même à l'exagération. Malheureusement, le peu d'espace qui nous est laissé pour terminer notre travail nous empêche de donner à cette partie de l'hydrothérapie, la plus intéressante de toutes, l'extension qu'elle comporte ; il nous force à circonscrire nos développements dans d'étroites limites pour tout ce qui n'est pas essentiellement distinctif.

Ainsi, nous ne parlerons pas des phénomènes physiologiques de concentration et d'expansion, provenant de l'action dynamique du froid ; ils sont semblables à ceux que nous avons décrits en étudiant la psychrothérapie ordinaire. Voyons en quoi ils diffèrent d'après les circonstances spéciales de la médication dont l'eau de mer est la base.

La première différence qu'il faut noter est celle qui résulte des conditions physiques et chimiques de l'agent thérapeutique proprement dit. La température de l'eau de mer est, en général, plus élevée que celle des eaux douces. Or, on sait qu'une telle cause rend l'impression de l'eau moins vive et moins efficace. Cependant, c'est l'effet contraire qu'on observe à la mer ; le mouvement réactionnaire s'y produit plus promptement et avec plus d'énergie. Cette anomalie apparente est due aux éléments qui entrent dans la composition de l'eau saline, le chlorure de sodium entre autres, et qui suscitent à la peau assez d'irritation pour abréger la période algide. La plus grande densité de l'eau de mer contribue aussi pour une faible part à accélérer l'acte d'expansion par la pression plus forte qu'elle exerce sur les tissus. On a cru que les principes chimiques tendaient encore à modifier ces phénomènes, en pénétrant dans l'organisme par l'absorption cutanée. Il est douteux qu'à la température ordinaire cette introduction se fasse, comme l'admet Vogel, ou soit suffisamment active pour se faire sentir. Quand on veut opérer cette absorption, on est obligé de faire chauffer l'eau salée, comme nous le verrons en traitant la question subsidiaire de ces sortes de bains.

Pour ce qui concerne le mode opératoire suivant lequel l'eau est mise en rapport avec nos organes externes, la mer se trouve dans les plus favorables conditions. En effet, par ses degrés variés d'agitation, elle offre la possibilité de graduer la puissance de son action sur l'économie. Ici elle agit par frottements et par molles pressions, là par secousses, ailleurs par des chocs répétés, par des percussions plus ou moins violentes. Elle peut de la sorte pratiquer sur nos organes un véritable massage, ou les soumettre à un exercice varié par la lutte que ses efforts provoquent. Les bains de rivière ne présentent pas tant de ressources, et les procédés artificiels de l'hydrothérapie ne sauraient y suppléer. Si celle-ci possède des moyens d'action dont la mer soit privée, rien n'empêche de les employer à l'égard de l'eau salée, pourvu toutefois que la localité maritime le permette et présente l'avantage d'un établissement thermal bien organisé.

On le voit, les bains de mer déterminent des effets primitifs analogues à ceux provoqués par les bains froids, mais ils sont beaucoup plus énergiques. Il en est de même des effets consécutifs qui se font sentir dans les fonctions nutritives et de relation, et qui se caractérisent surtout par la sédation et la tonicité. L'emploi de ces bains demande, par conséquent, des précautions bien plus grandes que celles indiquées pour les autres. Elles seront proportionnées et appropriées au tempérament, à la constitution, à l'état morbide des individus. Si les sujets bien portants, robustes, actifs, énergiques s'en passent volontiers et peuvent le faire impunément, il n'en est pas de même pour le plus grand nombre des baigneurs ; souvent ils paieraient bien cher leur imprudence. Ils doivent se guider sur des règles dont l'expérience a constaté l'utilité. M. le docteur Pouget, qui plus d'une fois a observé les accidents qui découlent de cette inconduite hydrothérapique, insiste fortement à ce sujet. Il indique les précautions à prendre avant, pendant et après le bain. Pour pouvoir aller à l'eau, il faut être reposé de ses fatigues, être à jeun ou avoir digéré, n'avoir le corps ni échauffé ni refroidi, et choisir le temps le plus propice de la journée, de dix heures du matin à cinq heures du soir, à la marée montante. Les sujets trop faibles et les enfants ont besoin, pour se baigner, d'attendre après le premier déjeûner ; à jeun, ils n'auraient pas assez de puissance de réaction, et seraient mal impressionnés par le bain. Pour s'immerger dans la mer, *quo modo psychrolutem decet*, il faut encore suivre les recommandations de l'honorable médecin-inspecteur de Royan. Il n'approuve point le procédé usité dans le Nord, et que M. le docteur Gaudet conseille. Il consiste en une ou plusieurs immersions que le guide fait subir au baigneur étendu sur ses bras, en le plongeant dans l'eau, la tête la première. Cette opération, qui effraie beaucoup de gens, a l'inconvénient de développer de promptes réactions que les immersions suivantes font avorter, au grand préjudice du patient. Ce bain de surprise n'est exceptionnel-lement utile que lorsqu'on veut produire une profonde com-motion nerveuse, dans l'épilepsie, la chorée, l'aliénation mentale et autres cas semblables. Telle est, cependant, la pratique habituelle à laquelle les enfants sont soumis malgré leur vive répugnance, souvent même par l'ordre et sous les yeux de leur mère. « Il semble, dit M. Pouget à leur égard, que, nouvelles Spartiates, elles sont venues aux bains de mer pour faire subir à leurs pauvres petits malades l'épreuve de l'eau. » Afin de les rendre plus sages, il leur signale les suites funestes qu'ont eues fréquemment de semblables manœuvres. Il déclare qu'en aucun cas la violence n'est indiquée. C'est à ces malades faibles par l'âge, le tempérament ou l'affection que M. Pouget conseille l'usage préalable des bains d'eau de mer chauffée à une température de plus en plus basse, pour établir une assuétude progressive qui rende possible l'im-mersion naturelle. Celle-ci doit se pratiquer avec ménage-ment, par une douce inondation de courte durée. Les gran-des personnes recevront fort commodément ces inondations en allant hardiment, à une certaine distance dans la mer, at-tendre, à genoux et la tête baissée, que la lame les submerge.

L'habitude, usitée en Allemagne, en Angleterre et dans le nord de la France, d'aller dans la mer en voiture pour pouvoir de là descendre dans les flots et y remonter après le bain, trouve son explication dans le climat de ces pays sujets au souffle fréquent de la froide brise du Nord et de l'Est, et dans la nature du sol maritime tout encombré de galets. La plage sabloneuse et unie des bords de l'Océan girondin, et la dispo-sition orographique du bassin de la Garonne, qui rend les vents froids et secs si rares sur nos côtes, dispensent les bai-gneurs de cette coûteuse précaution.

Quand on est à la mer, le repos est nuisible; un exercice modéré facilite, au contraire, le phénomène expansif. Le plus convenable est la natation, gymnastique qui met en jeu tous les muscles, et rend ainsi la fatigue moins grande en la disséminant. Enfin, on doit éviter ces allées et venues du bain au rivage, car elles affaiblissent beaucoup et entravent la marche de la réaction.

La question de la durée du bain de mer, quoique la plus importante, ne peut avoir de solution précise, étant subordonnée aux conditions variables du mode d'administration et à celles de l'état hygique ou morbide des individus. La règle générale indiquée pour l'hydrothérapie est ici applicable : la durée de l'opération doit être en raison inverse de la température de l'eau, de la violence d'impulsion de celle-ci, et du degré de faiblesse du sujet. Quelquefois, cette atonie est telle, qu'une immersion rapide suffit ; les adultes robustes, à tempérament sanguin ou lymphatique, supportent sans inconvénient un bain de vingt minutes. Entre ces deux extrêmes, il y a de la latitude pour des cas nombreux et variés. C'est au médecin à combiner pour le mieux l'application de l'agent à ce qu'exige chaque individualité, physiologique ou morbide.

A la sortie de l'eau, les baigneurs ont coutume de s'essuyer aussi complètement qu'ils peuvent ; ensuite, les uns vont se coucher ou se reposer, les autres s'abandonnent sans mesure au vif appétit que le bain de mer a développé en eux. Toutes ces pratiques sont mauvaises. Le sel que l'eau de mer dépose sur la peau aurait continué l'effet centrifuge de l'agent psychrothérapique. Il en est de même de la privation de tout exercice, puisque celui-ci est un des adjuvants les plus puissants de la médication. Quant à l'ingestion surabondante d'aliments, elle est tout à fait antagoniste de la force réactive, dont on doit maintenir les effets curatifs. Pour bien agir, il faut faire succéder au bain un exercice modéré, et à celui-ci une restauration suffisante. Cependant, si les individus sont trop faibles, tout indique l'urgence d'autres moyens appropriés à la circonstance pour faire cesser cet état de débilitation. Nous en dirons de même des accidents dus à une disposition pléthorique, ou à toute autre condition individuelle. Quelquefois ces phénomènes consécutifs exigent une suspension momentanée ou définitive des bains de mer. Le médecin est encore ici indispensable.

La nécessité de cette intervention médicale se fait sentir à chaque question qui surgit dans le domaine de la psychrothérapie maritime. Telle est celle des bains multiples. On peut dire qu'en ceci comme en bien d'autres choses, l'erreur est la règle générale. Les baigneurs veulent utiliser leur temps, et ils abusent de la complaisance de la mer, complaisance perfide qui cache bien des dangers. Ils font, à cet égard, le même raisonnement que les ivrognes sur la bonté du vin. Nous avons nous-même été mille fois témoin de ces imprudences sur les bords de la Méditerranée, au grau de Palavas. Là, les baigneurs, valétudinaires ou bien portants, éloignés de tout médecin, livrés à leurs inspirations, s'abandonnent sans réserve aux charmes du bain de mer, au milieu des flots tiédis qui les bercent doucement. Quoique la réaction soit moins énergique dans ces contrées, en raison de la température plus élevée et de l'état plus calme de l'eau, nous avons vu néanmoins survenir de graves accidents, et beaucoup de malades repartir souvent plus impotents qu'à leur arrivée, en accusant l'inefficacité des bains de mer. Par notre propre expérience, nous avons reconnu qu'aux personnes bien portantes, deux bains, séparés par le plus long intervalle possible, afin d'éviter les effets croisés, suffisaient amplement, et qu'en de telles conditions même le sommeil n'était pas toujours tranquille.

Ici se placerait l'indication des règles concernant le nombre des bains qu'il est profitable de prendre dans une saison. M. Gaudet l'évalue, en moyenne, à vingt-cinq ou trente, au bout desquels l'économie serait assez intimement modifiée pour que la guérison se développât ensuite d'elle-même jusqu'à une autre année. Cependant, certains sujets ont une tolérance plus grande, et peuvent se permettre jusqu'à cinquante bains, en doublant la saison. Une formule générale ne saurait, en ceci, embrasser tous les cas; le médecin doit être consulté.

Jusqu'ici, nous n'avons aperçu dans les bains de mer que des agents psychrothérapiques d'un usage externe. Leurs effets prennent un autre aspect et deviennent plus spécialement maritimes, quand les éléments salins de l'eau sont introduits dans l'économie par l'enveloppe cutanée ou par les voies digestives. En effet, ceux-ci agissent alors par toutes leurs propriétés thérapeutiques. Mais tous ne sont pas d'une égale énergie. Nous ne tiendrons compte que des plus actifs, savoir: le chlorure de sodium, les sels de magnésie, l'iodure de potassium et le brômure de magnesium , dont les vertus médicales sont bien connues et utilisées.

Quoiqu'il soit possible et probable que l'usage des bains de mer froids donne lieu consécutivement à l'absorption de ces substances, que la sueur dissout et entraîne avec elle à travers les pores de l'épiderme, rendus béants par la moiteur, ce phénomène n'est jamais assez intense pour que la médication puisse répondre à toutes les indications. L'eau de mer doit être chauffée (de 30 à 35 degrés).

Ces bains n'ont été envisagés par la plupart des auteurs, et ne le sont par presque tous les praticiens, que pour des cas exceptionnels. Cependant, Russel (1) les employait déjà, et, après lui, leur usage se répandit beaucoup en Angleterre. Vogel insista particulièrement sur leur efficacité, comme moyens préparatoires et supplétifs des bains en pleine mer. M. le docteur Gaudet les administre, mais seulement aux individus affaiblis par l'âge et la maladie, aux sujets névropathiques, aux femmes enceintes et aux jeunes filles impubères. Il n'en fait donc pas l'objet d'une indication directe, pas plus que M. le docteur Le Cœur. M. le docteur Pouget lui-même, tout en cherchant à démontrer leur importance

(1) Bien avant Russel, les bains chauds d'eau de mer étaient usités, comme le prouve ce passage de Pline : *Varius medendi modus in aquis marinis est, quæ calefiunt ad nervorum dolores, ferruminandas fracturas, ossa que contusa* (PLINE, l. c. Lib. XXXI).Voyez aussi *Dioscoride* (V. 19), *Q. Serenus* (c. 55, p. 159), etc.

dans son ouvrage, paraît avoir la même opinion. Depuis, il s'en est montré plus prodigue, et notamment dans la dernière saison de 1851. Il les a ordonnés non comme préparation aux bains naturels, non pour éliminer le froid de la médication, mais comme adjuvants de ceux-ci et concurremment avec eux. Par les premiers, on obtient l'effet sédatif et tonique ; par les seconds, une modification thérapeutique conforme aux agents chimiques absorbés et proportionnée à la durée du bain, que l'on peut prolonger plusieurs heures sans inconvénients. Cette heureuse combinaison a valu de nombreux succès au médecin-inspecteur de Royan.

De quelle nature est l'action physiologique et thérapeutique de ces nouveaux éléments de la médication ? Physiologiquement, elle est stimulante et tonique dès le début, et se maintient ainsi consécutivement. Thérapeutiquement, elle est spécifique et antagoniste de la diathèse lymphatique, scrofuleuse et rachitique, du goître, de l'état asthénique, etc. On sait que telles sont les propriétés des médications iodo-bromurées, et particulièrement de l'huile de foie de morue. Les eaux de Balaruc, de Béarn, de Salins, de Kreussnach, de Sassendorf, les eaux mères en général, ont donné les mêmes résultats que M. le docteur Ed. Carrière a consignés, tout récemment, dans un mémoire sur les eaux de Salins (*Union méd.*, 17 juin 1852).

Les bains chauffés ont un grand avantage sur les bains froids : c'est de pouvoir être continués après la saison des bains de mer ou administrés avant. Cette prolongation de la médication n'a pas les inconvénients qu'on pourrait lui attribuer ; l'expérience en a été faite à Balaruc et à Salins, au grand bénéfice des malades. M. le professeur Lallemand a, depuis quelques années, introduit cet usage à Vernet-les-Bains. Les malades s'y baignent dans toutes les saisons, même en hiver (au pied du Canigou !), grâce au système de chauffage de ce bel établissement.

On voit par là combien il est important, dans une localité à laquelle on veut attribuer le nom de thermes maritimes, de pouvoir donner des bains mitigés sous le rapport de la température. Cependant, combien de localités, s'intitulant de ce nom, sont privées de cette ressource ! Même parmi celles où l'on peut prendre des bains chauffés, ce moyen n'est le plus souvent que très-accessoire et mal organisé.

L'eau de mer, froide ou chaude, ne s'administre pas toujours en bains et affusions générales; les applications partielles sont indiquées dans les maladies locales d'une nature analogue à celle des affections de tout le système, qu'on traite par les procédés mentionnés plus haut. Les douches de diverses sortes, les lotions, demi-bains, bains de siége, maniluves et pédiluves, injections, collyres, etc., sont autant de modes opératoires dont l'hydrothérapie maritime ne peut se passer. Il faut que le médecin qui les ordonne les ait à sa disposition.

L'usage interne de l'eau de mer remonte à la plus haute antiquité. Nous trouvons encore dans Pline, immense encyclopédie de toutes les sciences de ces temps reculés, des renseignements précis à ce sujet. « *Bibitur quoque, dit-il, quamvis non sine injurià stomachi, ad purganda corpora, bilemque atram... Quidam et in quartanis dedere bibendam, et tenesmis articulariisque morbis.* » Les médecins l'administraient même en lavements : «*Clysteribus quoque marinam infundunt tepefactam.*» (Lib. XXXI, 33.) Il est probable que ce mode d'administration continua à être employé; cependant, M. le docteur Gaudet ne cite, parmi les écrivains qui en ont parlé depuis, que les auteurs modernes Russel et Buchan. De nos jours, en Angleterre, cette boisson médicamenteuse est en grand honneur.

Quoi qu'il en soit, l'eau de mer, étant la source du brôme et de l'iode, devra, surtout à l'intérieur, résumer en elle les propriétés médicinales de ces deux substances. Peut-être même y a-t-il entre elles, prises séparément, et l'eau de mer, la même différence qui existe, quant à l'action thérapeutique, entre les eaux minérales naturelles et celles qui sont artificielles : *L'art ne fait jamais qu'imiter plus ou moins imparfaitement la nature.* A ses vertus tonique , résolutive , anti-strumeuse, dues à la présence des composés d'iode et de brôme, l'eau de mer joint une action évacuante (chlorure de sodium, sulfate de magnésie), qui explique ses qualités supérieures , vermifuge , anti-scrofuleuse et résolutive. Administrée comme anthelminthique à la dose de 3 ou 400 gram., elle combat la cause première de la production des vers; elle transforme le tempérament lymphatique , au moyen de ses éléments toniques (brôme, iode), et procure l'expulsion des vers par l'action des sels purgatifs qui entrent dans sa composition. Dans les états scrofuleux , les engorgements et ulcérations atoniques, etc., elle tonifiera l'organisme , modifiera profondément la nutrition; elle déterminera des évacuations variées, et, par suite, la résolution des dépôts morbides (scrofules , engorgements , phthisie). Son utilité dans les fièvres a été constatée depuis longtemps , et, depuis peu, par M. le professeur Piory. Enfin, dans les engorgements du foie et de la rate, son efficacité n'est pas douteuse. Pour de plus amples détails , voyez le livre du docteur Pouget, qui a consacré à cette question un long chapitre plein d'intérêt.

L'hydrothérapie maritime, outre les agents liquides et salins étudiés ci-dessus, possède, comme l'hydrosudothérapie exposée par M. le docteur Fleury, un procédé de sudation d'une application très-facile et d'une énergie incomparable : c'est l'arénation ou bain de sable marin , mentionné par Dioscoride (V. 267), Cœl. Aurelianus (III. 8.), Celse (III, 21), Pline (XXXI, 38), etc., comme étant vulgairement employé dans le traitement de l'hydropisie et du rhumatisme. La science moderne en est encore là sur ce point, si nous en jugeons par les renseignements que nous trouvons dans les livres de MM. Gaudet, Le Cœur, Auber et Pouget. Nous avons été quelquefois à même, sur les brûlantes plages de la Méditerranée, d'étudier les effets de ce procédé sudorifique. Ils sont analogues à ceux provoqués par le séjour dans l'étuve sèche, tels que M. Fleury les décrit. Nous ferons remarquer toutefois que la présence des principes salins donne à l'arénation une plus grande force diaphorétique. Quant à la température de ce bain, elle est souvent de 45 à 50 degrés. On pourrait y associer les boissons d'eau froide, à petites doses, durant l'opération, et l'immersion froide après le bain, pour compléter de la sorte la pratique de M. le docteur Fleury. Elle satisferait, croyons–nous, aux mêmes indications de la médication révulsive et dépurative.

Nous voilà sorti du domaine de l'hydrothérapie maritime proprement dite. Nous reconnaissons avoir oublié de signaler bien des choses essentielles ; cela était inévitable dans un travail qu'il ne nous a pas été donné de relire. Nous ne pouvons, malgré notre désir, revenir sur ces omissions, car le temps nous presse et l'espace nous manque ; consacrons-le au groupe d'agents accessoires qui doivent concourir, pour une bonne part, aux bienfaits thérapeutiques des bains de mer. Ils ont une grande importance, et ont été, de la part de M. Pouget, l'objet d'une attention particulière. Tous les médecins liront avec fruit les chapitres de son livre qui traitent de cette matière, et qui portent le cachet d'une sagacité médicale peu commune. Ceci s'applique plus spécialement à la constitution atmosphérique et à la configuration des contrées maritimes.

Tout le monde connaît l'immortel traité dans lequel Hippocrate a fait ressortir avec tant de génie l'influence suprême que le milieu exerçait sur le tempérament, la constitution, les sentiments, les mœurs et l'intelligence de l'homme. Cet air, ce *pabulum vitæ*, comme il l'appelle, ne préside-t-il pas à nos fonctions les plus essentielles, à l'hœmatose, à ce mouvement nutritif d'assimilation et de désagrégation qui fait que notre corps, à chaque instant reconstitué, est toujours le même et toujours nouveau ? S'il est pur, riche en principes sanguificateurs, incessamment renouvelé, il accélérera le phénomène vital, et n'apportera dans l'intimité de nos organes que des éléments de force. S'il est vicié par d'impurs mélanges, ap-

pauvri dans son essence, privé de ses courants naturels qui en
rétablissent la constitution, il allanguira ou perturbera la puissance dynamique, et inoculera dans la trame de nos tissus des
germes insalubres qui souilleront et corrompront les sources
de la vie. Examinons donc à quelles circonstances on recon-
naîtra la salubrité de l'atmosphère. Si cette question inté-
resse les individus en bonne santé, elle est capitale pour les
malades. Or, ces conditions hygiéniques de l'air dépendent
des circonstances géodésiques des lieux, de leur disposition
topographique, de leur constitution géognosique et hydrographique et de leur végétation plus ou moins active.

D'après l'état actuel des connaissances physiologiques,
d'après les résultats obtenus par M. le docteur Pravaz de la
médication pneumatique, pratiquée au moyen d'un appareil
qui condense l'air respiré par le malade, on peut admettre
comme désormais établi que la perfection et l'activité de
l'hœmatose sont proportionnées à la densité atmosphérique, et que, par conséquent, les bords de la mer sont plus
convenables que les régions plus élevées pour l'accomplis-
sement de cette fonction essentielle. On dira que la différence de pression atmosphérique n'est pas bien grande,
même pour des lieux ayant une différence d'altitude assez
considérable (1). Cela est vrai; mais nous ferons observer
qu'un accroissement dans la condensation de l'air, si faible
qu'il soit, n'en a pas moins une action notable sur des organismes maladifs et délicats, qui n'en ont pas l'habitude, surtout quand cette influence est prolongée. Pour l'observateur
attentif, cet effet se dévoile dans le phénomène de l'acclima-
tement maritime, par l'appétence plus grande des fonctions
digestives, et par le travail de la nutrition devenu plus rapide
et plus complet. Le séjour fréquent, professionnel, dans la

(1) M. Ch. Martins (*Météorologie de la France, in Patria,* 1re partie,
253), établit qu'au bord de la mer, le baromètre est un peu plus élevé
dans le climat girondin que dans le nord de la France. Nos côtes seraient
donc plus favorisées que celles de la Manche, au point de vue des fonctions assimilatrices.

cloche à plongeur, produit le même phénomène; les ouvriers consomment davantage et sentent le besoin d'une nourriture plus substantielle. Ils sont robustes, bien portants et très-peu sujets aux affections de poitrine. Leur respiration est habituellement large et puissante. Dans les ascensions aérostatiques et sur les montagnes élevées, l'effet contraire est manifeste.

Les oscillations thermométriques de l'air sont, on le sait, de moins en moins excessives à mesure qu'on se rapproche des bords de la mer. D'un autre côté, M. Ch. Martins, professeur de botanique de la Faculté de médecine de Montpellier, ayant constaté que le climat girondin était le climat moyen de la France, on peut en induire que la partie du littoral située à égale distance des limites nord et sud de cette région est dans les conditions thermométriques les plus avantageuses sous le rapport de l'hygiène, qui demande un climat tempéré et peu variable.

L'expérience a encore démontré l'utilité hygiénique d'un air modérément chargé de vapeurs, comme on le trouve à la mer ; mais il faut que la brise en renouvelle les couches, qui, sans cela, se chargeraient des émanations plus ou moins malsaines du sol. C'est ce qui a lieu dans le voisinage des masses considérables d'eau courante, telles qu'un grand fleuve, un océan sans cesse agité, qui déterminent des mouvements semblables dans les régions aériennes inférieures. Ce phénomène s'observe principalement au nord de l'embouchure de la Gironde. Cette circonstance n'est pas la seule qui opère ces renouvellements de l'air ; les conditions orographiques du pays ont encore une plus grande influence. Elles peuvent, en variant, produire là, dans le bassin du Rhône, du Vidourle, du Lez, de l'Hérault, etc., des vents impétueux, dévastateurs, irritants; ici, dans le bassin de la Gironde, des vents modérés et bienfaisants. La direction de ces vents vient elle-même exercer sa part d'influence, part essentielle dont il faut tenir compte. Du nord à l'est, ces vents seront en été secs et chauds; ils enlèveront à l'at-

mosphère maritime son humidité bienfaisante et sa douce
température. Du nord–ouest au sud–ouest, au contraire,
ils lui apporteront une fraîcheur tempérée, agréable et salutaire, puisée sur une immense étendue de mers. Mais il ne
faut pas, ainsi que l'indique M. le docteur Pouget, qu'un
obstacle quelconque, une côte abrupte, une haute falaise,
une forêt, etc., viennent intercepter ces brises de mer et
les empêcher de franchir la plage ; il ne faut pas non plus
que le manque d'espace en amortisse l'impulsion, en arrête
ou circonscrive l'effet.

D'après ces données incontestables, le lecteur qui con-
naîtra la disposition générale du bassin sud–ouest de la
France et la topographie particulière de l'embouchure de
son principal fleuve, s'apercevra aisément que cette contrée
satisfait à toutes ces conditions de salubrité. S'il les ignore,
le livre de M. Pouget lui donnera à cet égard une conviction
complète.

La configuration hydrographique des localités maritimes
contribue puissamment à entretenir ou à vicier la pureté de
l'air. Quand les eaux sont courantes, ont une issue facile dans
la mer ; quand celle–ci peut opérer son flux et son reflux sans
obstacle qui la retienne au retour, l'abondance et la fréquence des eaux douces, l'inondation et l'exondation de la
mer sont des circonstances très–favorables. Les eaux flu-
viales et pluviales sont-elles ralenties ou arrêtées dans leur
écoulement, la mer est-elle retenue en partie par la disposition du sol, il se formera des lagunes, des marais plus ou
moins étendus, et, de ces eaux croupissantes, encombrées
de matières végétales, de mollusques et autres animaux ap-
portés et déposés par la mer, s'élèveront des miasmes abon-
dants qui infecteront l'atmosphère. Cette stagnation s'observe
sur quelques points des côtes de l'Océan, et très–fréquemment
sur les bords de la Méditerranée. Or, quelles sont les conséquences d'un tel état de choses ? Nous les avons consta-
tées dans la Camargue, à Aigues-Mortes, à Perols, à Palavas, à Maguelone, Mirevals, Vic, Frontignan, Cette, Séri-

gnan, Gruissant, La Nouvelle, Saint-Laurent de la Salanque, Canet, Saint–Cyprien, c'est-à-dire dans presque toutes les localités maritimes du littoral méditerranéen où les baigneurs se rendent en plus ou moins grand nombre. La fièvre intermittente y est endémique ; elle y revêt même fréquemment le type continu ou rémittent, et souvent la forme pernicieuse, caractères qu'elle doit à la chaleur du climat et à l'influence paludéenne. Cette influence, qui se fait surtout sentir avant le lever du soleil ou après son coucher, interdit aux hôtes de ces bains les fraîches promenades du matin et du soir, les seules qui soient supportables à cette époque caniculaire. Vers la fin de la saison, qui arrive, par anticipation, dans la deuxième quinzaine d'août, alors que la température permettrait encore de se baigner pendant longtemps, les baigneurs ont bien de la peine, malgré toutes leurs précautions, à se garantir de ces fièvres paludéennes que les anciens désignaient sous le nom d'autumnales, et qui sont si tenaces. C'est une véritable entoxication. Aussi disaient-ils que ces fièvres n'avaient leurs crises qu'au printemps.

Enfin, la constitution géognosique et la végétation de la contrée maritime, corrélatives l'une de l'autre comme la cause et l'effet, distillent, pour ainsi dire, dans l'air, des éléments de vitalité, quand la fécondité du sol se manifeste au dehors par la verdure, les ombrages, les fleurs et les fruits. La campagne réunit alors le double avantage de l'agrément et de la salubrité, *utile dulci*. Si la terre est stérile, dépourvue des frais abris que procurent les grands végétaux, déshéritée des suaves senteurs des plantes, elle reflétera son aridité et sa monotonie dans l'atmosphère, et rendra le séjour de la mer ennuyeux et malsain.

Si, sous le triple rapport des conditions ci-dessus énumérées, nous venons à rechercher quelle est, des localités voisines, celle qui réunit le plus d'avantages, nous reconnaîtrons bientôt que c'est Royan (1), situé, on ne peut plus heureuse-

---

(1) Voir ce que nous en avons dit dans notre avant-propos.

ment, à l'extrémité nord de l'embouchure du plus grand fleuve de nos contrées austro - occidentales. Ecoutez ce qu'en dit Eugène Pelletan (*Presse*, 25 janvier 1852), en un style charmant, inspiré par le cœur : «La campagne, le long de la côte, est suffisamment belle sans avoir aucune prétention à la beauté. Elle est uniforme, paisible, ondulant paresseusement en molles collines, alternativement semée de blés, de sainfoins, de vignes, d'ormeaux, de moulins et de taillis. C'est une idylle simple et nue, qui a uniquement la vertu de la sincérité et de la bonhomie. C'est la campagne, voilà tout, mais naïvement et modestement. » Que faut-il de plus ?

Dans tout ce qui précède, nous n'avons point indiqué un avantage essentiel, *sui generis*, que possèdent les bains de mer, et qui seul les rendrait préférables à toutes les eaux minérales : nous voulons parler des qualités particulières de l'air marin, dues aux principes chimiques, aux émanations spéciales qu'il tiendrait en suspension. La science de l'analyse n'a pas encore définitivement prononcé à cet égard. Les sens sont en ceci plus délicats que ses instruments. Qui n'a pas perçu cette odeur pénétrante de la mer, odeur que l'on ne peut comparer à aucune autre? Qui n'a pas senti l'impression stimulante qu'occasionne la brise, quand elle pénètre dans les organes de la respiration, et que l'épiderme en est imprégnée? A quelle cause faut-il attribuer des effets si manifestes? Est-ce à des sels, à des vapeurs de brôme ou d'iode, que l'évaporation de la mer et les mille phénomènes chimiques qui s'y produisent incessamment auraient entraînés dans les airs? C'est une conjecture que le temps éclaircira. Mais on peut, dès à présent, admettre ce que l'observation de tous les siècles a constaté : l'analogie d'action de l'air marin et des bains de mer, la puissance éminemment tonique et diaphorétique de l'un et de l'autre. De telle manière que le simple séjour dans une contrée maritime, réunissant les conditions de salubrité précédemment exposées, suffit pour imprimer à l'économie ces modifications bienfaisantes que

la psychrothérapie maritime détermine. L'air marin a même
pu quelquefois opérer seul des guérisons complètes et ines-
pérées. La phthisie n'a pas peut-être de meilleur remède.
Si l'espace ne nous manquait pas, nous pourrions entasser
des preuves qui rendraient évidente cette corrélation thérapeutique entre l'atmosphère maritime et cette cruelle maladie. Les anciens la connaissaient si bien, qu'ils faisaient un
précepte de cette médication. « *Si vera phthisis est,* dit Celse,
*opus est, si vires patiuntur longa navigatione, cœli mutatione,
sic ut densius quàm id est, ex quo discedit æger, petatur. Ideo-
que aptissime Alexandriam ex Italiá itur* (1). » On remar-
quera que la traversée que Celse conseille aux phthisiques a
pour but de chercher une atmosphère plus condensée, *cœ-
lum densius.* Est-ce le climat particulier de l'Egypte qui jouis-
sait, dans l'opinion des anciens, de cette efficacité? Non, car
Pline dit (*l. c.*) expressément à ce sujet : *Neque enim Ægyptus
propter se petitur, sed propter longinquitatem navigandi* (2).
De pareilles observations sont fréquemment citées dans les
livres de médecine. M. Pouget en a recueilli plusieurs très-
remarquables. Il est essentiel, la chose est patente, que de
tels malades ne doivent pas être livrés à eux-mêmes. Ils ont
tant de précautions à prendre pour leur régime, leur habitation, leurs promenades thérapeutiques dans cette atmosphère médicamenteuse, qu'ils ne sauraient, sans médecin,
éviter les erreurs et les imprudences, si faciles et si dange-
reuses pour eux.

Ces effets avantageux d'une atmosphère médicamenteuse,
qui avaient depuis longtemps éveillé l'attention des praticiens, les ont amenés à la produire artificiellement autour
des malades. C'est ce qu'a fait M. Lallemand, à Vernet-les-
Bains, par la construction d'un *vaporarium* qui reçoit et re-

(1) CELS. Corn. III, 22.

(2) Pline le jeune mentionne l'observation suivante : « *Dum Zozimus
libertus meus intente instanter que pronunciat, sanguinem rejecit, atque
ob hoc in Ægyptum missus a me, post longam peregrinationem confirma-
tus rediit nuper.* » (PLIN. JUN. V. ep. **19.**)

tient les vapeurs des sources thermales. Les malades y séjournent dans une douce température, se promenant, conversant entre eux comme dans un vaste salon, et recevant
en même temps, par les poumons et par tous les pores, le
bienfait des eaux minéralisées. Nous apprenons qu'à Bagnères-de-Luchon, on se prépare à imiter l'heureuse amélioration de M. Lallemand. Partout ailleurs, le *vaporarium* est
encore inconnu. Ce séjour momentané dans un milieu médicateur peut-il être comparé au séjour habituel, permanent,
dans l'atmosphère maritime? La réponse n'est pas douteuse.
Si les eaux thermales offrent, grâce au *vaporarium* et au
chauffage, la ressource d'un traitement prolongé, même
pendant l'hiver, les thermes maritimes, convenablement
organisés, peuvent aussi l'offrir. Alors, ils auront toujours
sur elles l'avantage de leur *infériorité*, qui les garantit des
brusques changements dans les conditions thermométriques,
barométriques et hygrométriques de l'atmosphère.

Il nous reste à parler d'une troisième catégorie d'agents
modificateurs, comprenant l'hygiène physique et psychique,
d'une part, et, d'une autre, les ressources que la localité doit
offrir pour satisfaire à ces besoins hygiéniques et aux médications variées qui peuvent être indiquées.

L'alimentation des baigneurs doit être en rapport des effets physiologiques de l'atmosphère, de la brise et des bains
maritimes, et, puisque ceux-ci sont toniques et stimulants,
elle doit être essentiellement analeptique et fortifiante, surtout dans les affections où la faiblesse domine. Mais elle sera
accommodée à l'état des forces digestives, qui ne sont pas
toujours, comme on sait, proportionnées à l'appétence. Trop
souvent les baigneurs s'oublient à cet égard et se donnent
des indigestions fréquentes. Qu'ils se rappellent, avant de se
livrer à leur appétit, peut-être factice, que *ce n'est pas ce
qu'on mange qui nourrit, mais ce que l'on digère.* Qu'ils se
guident en cela, comme en tout, d'après les conseils de leur
médecin. Pour le genre d'alimentation, ils peuvent choisir
celle que la mer leur offre abondamment, s'ils habitent l'em

bouchure d'un grand fleuve ; qu'ils deviennent *ichthyophages*.
Cette nourriture est saine et suffisamment réparatrice. Quant
aux boissons, ils mettront de l'eau dans leur vin, pourvu
qu'elle soit potable, ce qui n'est pas commun dans les localités maritimes. Ils approprieront leurs vêtements à leur
tempérament, à leurs habitudes, à leur état de maladie. De
légers vêtements de laine s'accommodent assez à tous les
goûts et à tous les besoins. Le choix de l'habitation doit répondre aux règles hygiéniques ordinaires, et varier d'exposition d'après la configuration du pays et le caractère de l'affection. Ainsi, dans les cas de bronchite sèche, de névropathie, etc., il faudra adopter une exposition opposée à celle de
la brise, qui causerait une irritation trop continue. Au contraire, dans les bronchites atoniques, accompagnées d'une
hyper–sécrétion de la muqueuse, il sera utile de se mettre
incessamment en rapport avec elle, en se logeant en face de
la mer.

L'exercice général et partiel, qui est utile dans presque
toutes les circonstances hygiéniques et pathologiques, l'est
spécialement dans le traitement maritime, avant, pendant et
après le bain. Mais, comme nous l'avons déjà dit, il faut éviter la fatigue, en proportionnant la durée et la violence de
l'exercice à ses forces effectives et radicales. Il est vrai que
cette lassitude générale ne provient pas toujours du jeu trop
prolongé ou trop actif du système musculaire ; elle est aussi
engendrée par la répétition des mêmes sensations, par leur
monotonie, comme cela arrive quand on se promène au milieu d'un site peu varié, nu, qui n'offre à l'œil aucune perspective agréable. A coup sûr, le voyageur pédestre, qui a devant soi une longue route en ligne droite, ne trouvera pas
que celle–ci soit le plus court chemin d'un point à un autre,
s'il en juge par la fatigue qu'il éprouve à la parcourir ; le
plus court pour lui eût été *le chemin de l'école*, qui l'eût dis-
trait de la marche par la variété des sensations. Mais qui
peut procurer aux baigneurs ces impressions diverses, qui
exercent leurs forces sans les fatiguer, si ce n'est la contrée,

par ses paysages accidentés, par ses aspects imprévus ? Il en
est de même des conditions de l'hygiène psychique, dont personne ne contestera l'importance. L'influence active et réciproque du moral sur le physique est un fait constaté et devenu vulgaire. Or, que faut-il à des baigneurs, malades ou
non, habitués la plupart au séjour des villes ? Qu'ils trouvent
autour d'eux les distractions qu'ils ont quittées et qu'ils regrettent. Ces distractions, s'associant à celles que la campagne leur offre quand elle est belle, contribueront puissamment à l'efficacité de la médication qu'ils suivent. Ceci nous
amène aux conditions particulières de la localité. Elles sont
là conséquence des besoins hygiéniques et thérapeutiques
des baigneurs. Nous venons d'indiquer les premiers ; le lecteur en fera l'application. Pour les autres, qui résultent des
indications diverses qui peuvent s'offrir, ils ne sauraient toujours trouver leur satisfaction dans les ressources de l'hydrothérapie maritime, livrée à elle-même.

L'empirisme aveugle que suivent trop souvent les malades
prive cette médication de puissants auxiliaires. D'ailleurs, il
peut survenir tel accident contre lequel elle peut être impuissante et qui réclame les secours pharmaceutiques. M. le docteur Le Cœur, qui comprend leur utilité indispensable, recommande aux malades et aux valétudinaires de porter avec
eux une petite pharmacie, quand ils vont prendre les bains
dans l'une de ces localités balnéaires éloignées du domicile de
tout pharmacien, voire même d'un épicier. Que feront-ils de
ce bagage pharmaceutique ? M. Le Cœur devrait leur donner
en même temps la manière de s'en servir. On voit combien
il est avantageux que les lieux de cantonnement des baigneurs soient d'habitude assez peuplés et assez importants
pour être munis d'une officine convenable. Sans cela, que
voit-on ? Des établissements improvisés, perdus sur une plage
inhabitée, et privés des ressources les plus urgentes. Telles
sont, cependant, les conditions de la plupart des stations
maritimes.

Là se termine ce que nous avions à dire des agents modi-

ficateurs constituant l'efficacité de l'hydrothérapie maritime.
La connaissance de leurs effets physiologiques, primitifs et
consécutifs, peut servir de base pour établir des médications
analogues à celles que M. le docteur Fleury a distinguées
dans l'hydrothérapie ordinaire, et qui seront applicables aux
mêmes états morbides. Seulement, nous éliminerons de la première ce qui appartient à l'action antiphlogistique du froid.
En effet, l'eau de mer ne saurait produire un tel effet à cause
de la présence des principes salins, toujours stimulants.

En traitant de l'hydrothérapie en général, nous avons insisté
sur la nécessité de l'intervention médicale; à plus forte raison le ferons-nous à l'égard de l'hydrothérapie maritime, qui
se compose d'éléments d'action beaucoup plus nombreux.
L'expérience pratique est seule en état de résoudre de tels
problèmes; elle est seule capable de se reconnaître dans le
dédale des maladies chroniques qui réclament l'emploi des
bains de mer; elle peut seule formuler un bon diagnostic,
approprier les modes multiples du traitement aux indications infinies, complexes, variables, qui se déduisent d'états
morbides eux-mêmes très-compliqués; seule, elle peut
veiller aux accidents nombreux qui peuvent se produire, et
qui, sans elle, deviendraient le plus souvent funestes; seule
enfin, elle saura combiner les influences hygiéniques avec
celle de la médication thérapeutique, qui emprunte ses
moyens d'action non pas seulement au groupe des modificateurs hydriatriques, mais à tous les médicaments jouissant de
propriétés utiles et reconnues. Quand les contre-indications
se présentent (quelle est la médication qui n'en ait pas?),
quel autre que le médecin saura les signaler? quel autre que
lui pourra constater l'existence d'un anévrisme, d'une lésion
organique prononcée ou de mauvaise nature dans les poumons, l'abdomen ou le bassin, etc., des fièvres aiguës, idio-
pathiques ou symptomatiques, d'une disposition à l'apoplexie,
aux hémorragies et congestions actives des organes essentiels, etc.? On voit ce qu'il en peut coûter de vouloir faire, à
la mer, de *la médecine sans médecin*.

Quoique nous n'ayons pas signalé toutes les questions qui se rattachent à l'hydrothérapie maritime, quoique nous n'ayons fait qu'effleurer celles que nous avions posées, nous terminons ici ce travail. Il ne devait être qu'une esquisse rapide de nos connaissances hydrothérapiques, et nous avons fait, sans le vouloir, une longue dissertation, privée d'homogénéité, offrant, ici, des détails inutiles, là, des omissions essentielles. Nos lecteurs nous excuseront, car nous pouvons dire avec nous ne savons plus quel écrivain : *Nous n'avons pas eu le temps d'être plus court.*

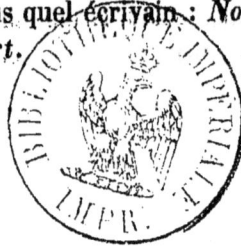

www.ingramcontent.com/pod-product-compliance
Lightning Source LLC
Chambersburg PA
CBHW030929220326
41521CB00039B/1703